图说肠道疾病术后居家康复护理

主　编　李淑芳　梁立雪

U0339293

天津出版传媒集团

天津科技翻译出版有限公司

图书在版编目(CIP)数据

图说肠道疾病术后居家康复护理 / 李淑芳,梁立雪
主编. —天津：天津科技翻译出版有限公司,2023.9
ISBN 978-7-5433-4379-5

Ⅰ.①图… Ⅱ.①李… ②梁… Ⅲ.①肠疾病–外科
手术–康复 ②肠疾病–外科手术–护理 Ⅳ.①R657.109
②R473.6

中国国家版本馆 CIP 数据核字(2023)第 127316 号

图说肠道疾病术后居家康复护理
**TUSHUO CHANGDAO JIBING SHUHOU JUJIA
KANGFU HULI**

出　　　版：天津科技翻译出版有限公司
出 版 人：刘子媛
地　　　址：天津市南开区白堤路 244 号
邮政编码：300192
电　　　话：022-87894896
传　　　真：022-87893237
网　　　址：www.tsttpc.com
印　　　刷：北京虎彩文化传播有限公司
发　　　行：全国新华书店
版本记录：880mm×1230mm　32 开本　4 印张　150 千字
　　　　　2023 年 9 月第 1 版　2023 年 9 月第 1 次印刷
　　　　　定价:38.00 元

(如发现印装问题,可与出版社调换)

编者名单

主　编　李淑芳　梁立雪

副主编　谭碧娆　熊　洁

编　委　(按姓氏汉语拼音排序)

陈文丽　陈湛超　何丽展　何巧萍

梁梓宁　罗　迪　魏　卉　曾伊静

主编介绍

李淑芳 主任护师,广州中医药大学教授、硕士研究生导师,从事中西医结合急危重症护理、灾害应急体系管理、护理管理30余年,有较高的学术造诣和临床护理水平。现任佛山市中医院护理部副主任、专科护理教研室主任,佛山市中医护理质控中心副主任。《中西医结合护理(中英文)》杂志第二届编辑委员会委员。担任中华中医药学会亚健康分会、广东省中西医结合学会、广东省传统医学会、佛山市护理学会等10个省市级学会的康复、急诊、灾害护理等专业委员会主任委员、副主任委员和常务委员等学术职位。佛山市医疗保健专家、医疗事故技术鉴定专家库成员、医疗损害鉴定专家库成员。有带教全日制研究生及同等学位研究生的资质。

在2020年武汉抗疫期间担任国家医疗队(广东省驰援湖北第十四批医疗队)护理管理干部。在2022年担任佛山市潭洲国际会展中心方舱医院护理部主任及潭洲发热门诊总护士长,有着出色的业务水平和优秀的管理能力。曾获广东省青年岗位能手、佛山市抗击新冠肺炎疫情先进个人、佛山市直卫生健康单位优秀党务工作者、佛山市中医院年度先进个人、优秀护士长及优秀共产党员等荣誉称号。

近年来主持并参与科研课题和创新平台共6项;以第一负责人承担继续教育项目14项,其中国家级2项、省级6项、市级6项;作为第一作者或通讯作者发表护理专业论文15篇,其中核心期刊论文5篇;参与完成专著2部《图说创伤性骨折的体位及康复护理》《临床护理文书规范(第二版)》;获软件作品著作权2项、中华人民共和国国家版权局版权证书2项、实用新型专利4项;获佛山市卫生健康局中医创新适宜技术推广项目1项。

梁立雪　主任护师,广东省第一批赴香港就读危重症专科护士,从事急危重症护理、外科护理、围术期快速康复护理、护理管理20余年,有较高的学术造诣和临床护理水平。担任广东省护理学会、广东省中医药学会、广东省中西医结合学会、广东省护士协会、佛山市护理学会等8个省市级学会的中医、外科、围术期康复护理等专业委员会主任委员、副主任委员和常务委员等学术职位。现任广东省佛山市中医院大外科、普通外科、肝胆外科、烧伤科护士长,是佛山市中医院外科护理学科带头人,带领外科片区护理团队创新护理理念,加强专科护理建设,将中西医结合技术应用于围术期患者康复中。

在2020年武汉抗疫期间担任国家医疗队(广东省驰援湖北第十四批医疗队)武汉市第一医院感染病区护士长。在2022年支援西藏林芝抗疫期间担任广东省支援林芝采样队队长。在2022年担任佛山市潭洲国际会展中心方舱医院护理部副主任,疫情期间先后20多次组织大型核酸采样工作。工作期间表现出色,曾获广东省中医系统优秀护士、湖北省最美逆行者、佛山市抗击新冠肺炎疫情先进个人、西藏林芝抗击新冠肺炎疫情先进个人、佛山市中医院年度先进个人和优秀护士长等荣誉称号。

近年来主持并参与科研课题共4项;作为第一作者发表护理专业论文13篇,其中核心期刊论文3篇;参与完成专著《现代外科疾病诊疗与护理技术》;获实用新型专利2项。

序　言

　　近年来,随着人们居住环境与生活方式不断发生变化,肠道相关疾病的发病率也在呈上升趋势,其护理服务成了临床研究的重点之一。肠道疾病术后患者需回归家庭进行后续康复治疗,由于患者及其家属缺乏对肠道疾病的相关知识,自我护理能力差,常常会导致发生多种并发症,从而影响生活,不利于预后。

　　期盼已久的《图说肠道疾病术后居家康复护理》一书终于要和大家见面了,它的问世对所有肠道疾病患者及其家属来说,都是极大的福音。在本书付梓之际,我有幸通读全稿,感慨良多。首先,本书的编者们从实践出发,对于肠道疾病术后引发的诸多问题,能够站在患者的角度,提出切实的解决方法;其次,本书编者们在详尽阐述的同时,增加了许多图解,以及视频播放链接,使本书更加通俗易懂。可以说,全书内容深入浅出,实用性、可操作性强,对肠道疾病术后患者及其家属来说是不可多得的护理康复指南,是必备的科普读物。

　　在《图说肠道疾病术后居家康复护理》成功出版之际,我相信,此书不仅对广大肠道疾病术后患者及其家属有实际指导意义,也会使临床护理人员受益匪浅。衷心感谢对肠道疾病术后患者充满爱心的各位编者们,感谢你们对我国肠道护理与康复事业的辛勤付出与无私奉献!

广东省佛山市中医院普外科主任

前　言

　　一般而言，在疾病的急性发作期，主要以医院治疗为主，肠道疾病在医院完成手术治疗后，还需要一定时间的调养才会完全康复。现阶段我国医院医疗资源紧张，为了缩短患者住院天数、降低患者治疗费用，提倡居家康复。肠道疾病术后患者出院后面临饮食营养补充、排泄护理、造口护理、运动康复、心理护理等诸多问题，如果患者及其家属缺乏康复护理方面的知识，处理不当，就会发生并发症，不但影响生活，而且不利于预后。俗话说"是病三分治疗七分养"，患者出院后虽然各项指标都已达到或接近正常水平，但居家康复阶段除了配合医生的前期治疗外，还需对术后的日常饮食、心理、运动等方面进行合理调适，以促进康复。患者及其家属都应该树立起居家康复的新理念，把居家康复作为疾病治疗的必要阶段，重视居家康复护理对肠道疾病术后康复的作用。

　　佛山市中医院外科团队总结了近十年来肠道疾病术后居家康复护理及并发症防治等经验，收集临床患者术后出现的常见问题，整理了百余幅图片资料，秉承实用性、系统性、全面性、可读性原则，编写了《图说肠道疾病术后居家康复护理》这一科普书籍。本书分为4章，从居家环境到常见肠道疾病术后居家康复、居家中医保健、生活评估量表的使用等方面详细描述肠道疾病术后居家康复措施，说明居家康复用具的使用方法、各种饮食的制作、营养造瘘管的居家维护、肠造口的护理、造口用品的选择、造口人士的日常生活指导等，通过图文并茂的形式呈现在读者面前，同时本书还融合了扫码观看视频讲解功能，通俗易懂，实用性强，对肠道疾病术后患者居家康复有很大的指导意义。

　　感谢在本书出版过程中给予大力支持的领导及同事们，衷心祝愿本书的出版能够为患者带去福音，让他们不必在黑暗中摸索，少走弯路，更好地生活。因编写时间仓促，编者水平有限，书中难免有疏漏之处，祈盼读者不吝赐教！

编者

2023 年 5 月 8 日

目 录

第 **1** 章 居家康复环境要求

肠道疾病患者中有一部分人群出院后需要回家调养，舒适的居家环境有利于患者康复。

一、整体环境

适宜的温度与湿度使人感到舒适、安宁，一般室内温度保持在18~25℃，老年、体弱者，室温保持在 25~26℃为佳，湿度宜保持在 50%~60%。温湿度过高或过低都容易引起人体的不适，可通过使用空调、风扇、加湿器、通风等方式来调节室内的温湿度。

明亮的空间使人感到心情开朗，每天早晚开窗通风，尽量打开窗户、拉开窗帘，使自然光线充足，室内空间保持空气流通和环境干燥，减少环境中的细菌生长。

卧室是患者休息的地方，逗留时间较长，在封闭状态下更容易产生异味、湿气及滋生细菌，所以卧室应每天早晚进行通风换气，减少异味。一般通风 30 分钟即可达到置换室内空气的目的。夜间则不应过度通风或产生对流风，只需保持卧室空气流通、不气闷即可，这样更有利于健康。

洗手间应保持明亮、干燥及通风，便于患者日常在洗手间内进行清理、更换造口袋等操作，同时便于观察造口是否正常。根据个人需要，可在洗手间放置高度适宜的椅子，方便使用(图 1-1)。

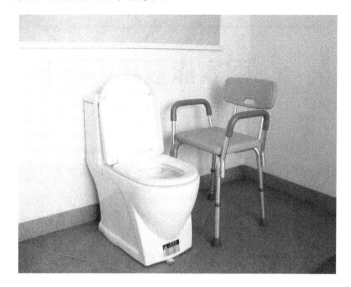

图 1-1　洗手间环境。

二、日常起居要求

造口部位娇嫩,容易受伤,日常家居中应尽量选择边角圆钝的家具,避免使用有尖锐棱角的家具。家中如有棱角尖锐的家具可贴上防撞条,以防造口不慎碰撞受损。

适当的运动有利于身体恢复,但汗液会使造口袋容易脱落,夏天或运动后,应及时擦干身体的汗水(尤其是造口袋的部位),以免汗水浸润与造口袋接触的皮肤,缩短造口袋的使用寿命。

床上用品宜选择轻暖的被褥,应经常更换、清洗,在太阳下晾晒,以保持床铺清洁干燥。如遇雨季或回南天,可使用干衣机烘干。手术后初期或排便较多的时候,可使用一次性护理垫或隔水垫,防止出现渗漏污染床铺。

衣物宜选择棉质、柔软、稍宽松的款式,避免穿过紧的衣服,影响造口或伤口的血运。裤子应选择腰部是松紧带的、裆部较深的款式,避免选择扣子、皮带固定的款式。日常可拉高裤子,避开造口部位,起到保护造口的作用。

冬天更换造口袋或清理造口粪便时，避免长时间或反复暴露身体，特别是术后初期或老年体弱者，容易受凉，可根据个人情况提前准备暖炉、暖风扇、空调等，避免受凉。

家中准备高度适宜并有靠背的座椅，座椅过低，腹部容易对造口产生压迫；过高则不方便坐，而靠背可以让腹部舒展，避免造口受到压迫。

三、隐私保护

如有条件，家中宜设多个洗手间，最好是带洗手间的套间，洗手间可根据个人习惯进行改造，并将相应物品固定放置，方便日常使用。

如果由家人协助护理，可使用屏风、布帘或关门，避免过度暴露，过度暴露隐私会使患者产生心理的不适(图 1-2)。

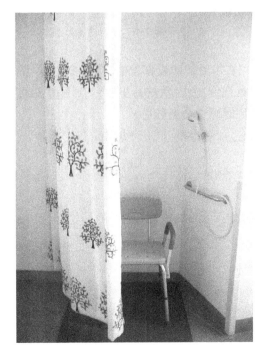

图 1-2　使用布帘。

四、居家康复用具改良

可移动的花洒。有条件的情况下，在常用的洗手盆安装可移动的花洒，方便排便后，对造口袋进行清洗。

造口用物的存放。造口用物应该单独存放在洁净干燥处，最好有小容器将用物分类放置，以免杂物扎坏或污染造口袋，也方便日常取用（图1-3）。

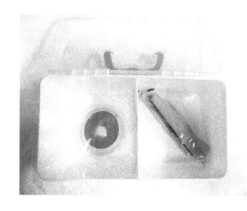

图1-3 造口用物放置。

隔水垫（图1-4）。主要用在术后初期或腹泻排便增多的时候，防止意外渗漏污染床铺。一次性隔水垫，免清洗易更换；普通隔水垫可重复清洗，因一面为棉布，使用时感觉会更舒适。

床栏。术后初期，可在床边加装床栏，以方便患者起卧时扶持。

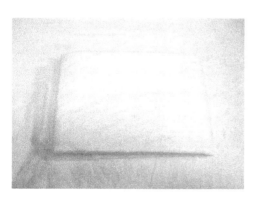

图1-4 隔水垫。

第 **2** 章 常见肠道疾病术后居家康复

第 **1** 节 短肠综合征患者居家康复

短肠综合征是由于各种病因行广泛小肠切除后,小肠消化、吸收面积显著减少,残余肠道无法吸收足够的营养物质以维持患者生理代谢的需要,继而导致器官功能减退、代谢功能障碍等系列综合征。腹泻是本病的最初症状,表现为大便次数增多,大便呈稀便甚至水样便。腹泻导致的营养不良还可能引起恶心、呕吐、头晕、手脚麻木、少尿、体重减轻、贫血、疲劳等表现,严重时可能导致水和电解质丢失、酸碱平衡紊乱,还可能引起肝衰竭、骨质疏松、胆石症、肾结石、代谢性酸中毒等并发症,所以居家护理中的症状观察及生活起居护理尤为重要。

一、居家护理

患者早期腹泻,排便次数增多,严重时无法控制排便,大便失禁,因此对排便护理有较高的要求,应注意保护好肛周皮肤,必要性给予保护肛周皮肤护理用品进行干预。

(一)家居环境要求

要求通风采光好,整洁,地面干燥无水迹,温湿度适宜。患者排便次数多,避免着凉。寒冷季节应保持合适室温。

(二)床单位要求

主要配合患者的睡眠习惯,床垫应软硬适中,防止过软。被单应以柔软舒适、透气性好的棉质布料为主,勤换洗,保持清洁。

(三)衣物要求

衣物应舒适宽松,质地柔软透气。因患者排便次数多,裤子应选用解脱方便、宽松的松紧腰带裤子。重视内衣裤的选择,不宜穿过紧的内裤,最好选浅色的棉质内裤。衣物应勤换洗,有太阳时将衣物放在太阳下暴晒6小时,可达到消毒的效果。如衣物粘有粪便,应单独清洗,且用衣物消毒水浸泡消毒。

(四)排便用具要求

患者所住房间尽量安排在洗手间旁边以方便患者如厕,应安装坐式便器,有条件可安装带冲洗功能的坐便器,并在厕所内安装安全扶手。如房间远离洗手间,床边应准备便盆椅或床上便盆。擦拭肛门的卫生纸应质地柔软,最好使用湿纸巾。卫生用品应摆放到位,方便患者如厕后伸手即可取得。

(五)一次性纸尿裤的使用

如患者无法控制排便、频繁腹泻,或者需要外出时,需要穿着一次性纸尿裤。纸尿裤选择以柔软、吸收性强、透气性能好为宜。纸尿裤还要求立体设计、弹性腰围,可有效防止侧漏。尽量选用有尿湿显示的款式,提醒及时更换。任何款式的纸尿裤都需及时更换,至少每2小时就要检查一次,及时发现大便,及时更换。使用纸尿裤方法如下。

穿纸尿裤

(1)备物:一次性纸尿裤、卫生纸或湿纸巾、温水盆、毛巾(图2-1-1)。

(2)协助患者平卧,将裤子褪至膝部。

(3)冲洗肛周皮肤,用卫生纸吸干皮肤,检查皮肤情况。

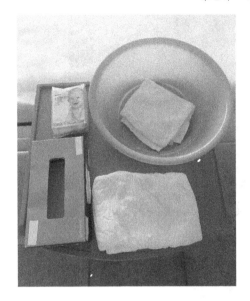

图 2-1-1　穿纸尿裤备物。

(4)打开纸尿裤,将清洁面朝上,嘱患者抬高臀部,将纸尿裤一半卷至患者臀下,拉平纸尿裤后片,前片从两腿间拉向上方,拉平后粘好(图 2-1-2 和图 2-1-3)。

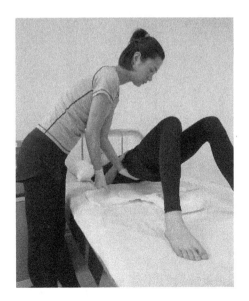

图 2-1-2　将纸尿裤一半卷至患者臀下。

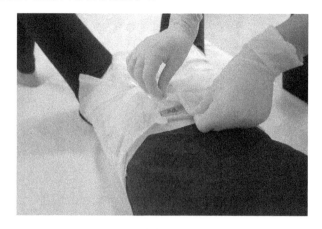

图 2-1-3　粘好纸尿裤魔术贴。

(5)理顺纸尿裤裤脚边缘(图 2-1-4)。

(6)协助患者整理好衣物,盖好被子,做好保暖。

(7)开窗通风,清洗毛巾、水盆,整理用物。

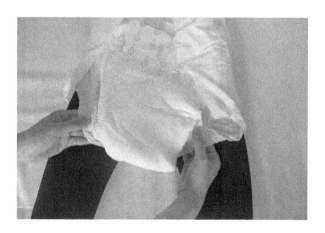

图 2-1-4　理顺纸尿裤裤脚边缘。

脱纸尿裤

(1)备物:一次性纸尿裤、卫生纸或湿纸巾、温水盆、毛巾。

（2）协助患者平卧,将裤子褪至膝部。

（3）撕开纸尿裤魔术贴(图2-1-5)。

（4）将纸尿裤上面向中间折,向下卷(图2-1-6)。

（5）冲洗肛周皮肤,用卫生纸吸干皮肤,检查皮肤情况。

（6）皮肤干净后按前面方法穿纸尿裤。

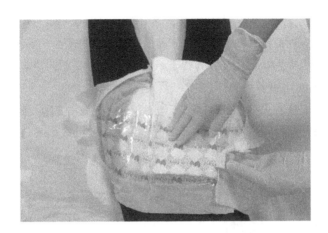

图 2-1-5　撕开纸尿裤魔术贴。

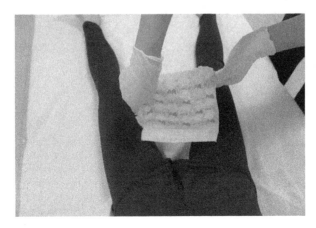

图 2-1-6　将纸尿裤上面向中间折,向下卷。

(六)床上便盆的使用

短肠综合征恢复期患者体质虚弱，腹泻次数多，不方便下床如厕，需要用到床上便盆(床上便盆可在医疗用品店或药店购买)。协助患者使用便盆的方法如下。

(1)备物：便盆、卫生纸或湿纸巾。

(2)协助患者平卧，将裤子褪至膝下。

(3)协助患者弯曲膝盖，嘱患者抬高臀部，护理者一手托起患者的腰部，另一手将便盆放入其臀下。便盆尖的一头朝向患者的足部，圆的一头朝向患者头部(图2-1-7)。

(4)如患者无法抬高臀部，护理者可协助患者侧卧，将便盆贴紧其臀部，再轻轻将患者转为平卧屈膝位，调整便盆至合适位置(图2-1-8)。

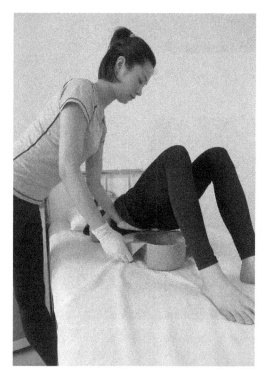

图2-1-7 患者屈膝、抬高臀部，护理者放置便盆。

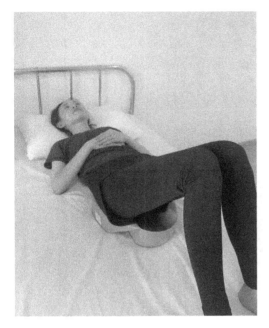

图 2-1-8　便盆放置合适。

　　(5)盖好被子,注意保暖。

　　(6)患者排泄完毕,先用卫生纸擦净,再用湿纸巾或温开水清洁臀部。女性患者注意清洗会阴,由会阴往臀部方向清洗,以免将大便带入尿道或阴道,造成感染。

　　(7)嘱患者抬高臀部或采取侧卧位取出便盆(图 2-1-9)。

　　(8)协助患者整理好衣物,摆好体位,盖好被子,做好保暖,开窗通风。

　　(9)清洗便盆,晾干备用。

(七)便盆椅的使用

　　短肠综合征患者如身体虚弱、行走不便, 或者卧室距离厕所较远,可在床边使用便盆椅(便盆椅可在医疗用品店或药店购买)。使用便盆椅要求地面干燥整洁,室内光线、照明合适,防止滑倒;关上门窗保护患者隐私,注意保暖;便盆椅应靠墙放置,患者虚弱时护理者要

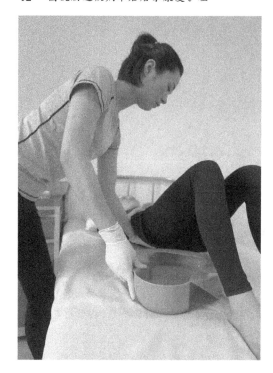

图 2-1-9 嘱患者抬高臀部,取出便盆。

　　在旁边看护,防止患者因身体不稳而跌倒。便盆椅使用方法如下。

　　(1)备物:便盆椅、卫生纸或湿纸巾(图 2-1-10)。

　　(2)将便盆椅打开靠墙放置,有滑轮的便盆椅应注意将轮子锁住,检查椅子是否安全稳固(图 2-1-11)。

　　(3)打开马桶盖,协助患者解开裤子,将其扶坐在便盆椅上 2/3 处(图 2-1-12)。

　　(4)嘱患者握紧便盆椅扶手,防止患者跌倒,将卫生纸放在患者易拿处,方便取用。

　　(5)待患者排泄完毕,协助其清洁肛门及臀部。

　　(6)协助患者穿好裤子,扶患者上床休息或取舒适坐位。

　　(7)清洗便盆,收好椅子。

　　(8)开窗通风,整理用物。

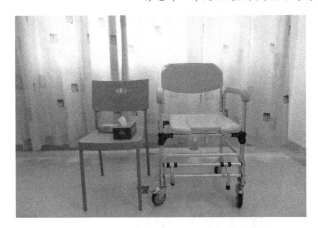

图 2-1-10　将便盆椅、卫生纸或湿纸巾准备到位。

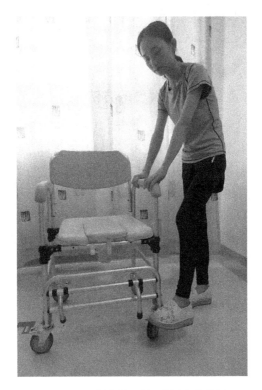

图 2-1-11　便盆椅上锁, 确保安全稳固。

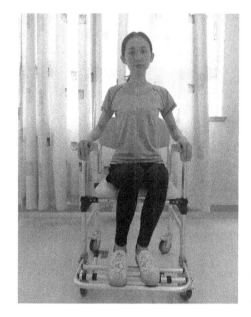

图 2-1-12　患者坐于便盆椅上 2/3 处。

(八)使用造口袋收集大便的方法

短肠综合征患者早期腹泻次数多,甚至大便失禁,粪水及肠液刺激肛周皮肤,容易引起粪水性皮炎,严重者还会造成肛周皮肤糜烂。患者排便后避免使用擦拭方式,不使用含有酒精成分的湿纸巾,宜用温水冲洗肛周后用柔软的纸巾或棉质布料轻轻吸干水分,以保持肛周皮肤清洁干爽。如果皮肤出现糜烂或破损,可在清洁皮肤后使用氧化锌软膏或护肤粉涂于患处。若使用收敛剂仍不能有效减少大便次数,可以使用人工造口袋粘贴于肛周收集大便。所以在腹泻严重期,可选用亲肤、黏性好、柔软的一件式开口袋。造口袋使用方法如下。

(1)备物:一件式造口袋、纸巾、不含酒精成分的湿纸巾、棉质毛巾、温水、弯剪、造口尺、造口夹子、油性笔(图 2-1-13)。

(2)用温水冲洗肛周,用纸巾吸干水分(图 2-1-14)。

(3)测量肛门大小,按测量尺寸在造口袋上画标记(图 2-1-15 和图 2-1-16)。

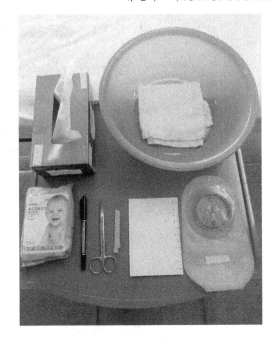

图 2-1-13 造口袋使用的备物。

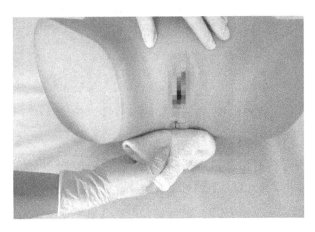

图 2-1-14 清洁肛周皮肤。

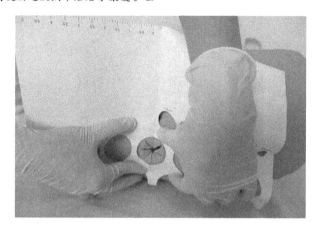

图 2-1-15 测量肛门大小。

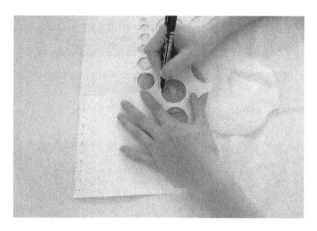

图 2-1-16 按测量尺寸在造口袋上画标记。

(4)用弯剪剪出造口袋粘贴口,粘贴口大小比肛门大 1 毫米左右,剪后用手指在开口处触摸剪切边缘是否平整(图 2-1-17 和图 2-1-18)。

(5)为贴合肛门皱褶皮肤,粘贴于肛门处的造口袋边缘可用"星状"方法裁剪。为了避免造口袋底板粘上类便,撕底板胶纸时可先撕

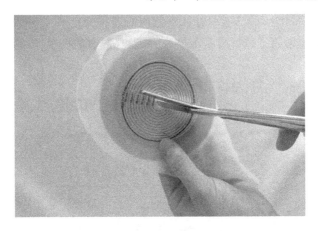

图 2-1-17　用弯剪剪出造口袋粘贴口。

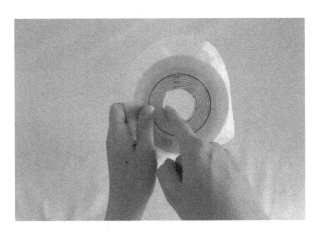

图 2-1-18　剪后用手指在开口处触摸剪切边缘是否平整。

一半,粘上肛周后再沿着皮肤撕剩下的胶纸。弄平肛周皱褶皮肤后再粘贴,这样粘贴得更紧密、不容易渗漏(图 2-1-19 和图 2-1-20)。将开口朝下以方便排便操作。

(6)夹闭造口袋开口(图 2-1-21)。

(7)检查造口袋是否紧贴皮肤(图 2-1-22)。

(8)造口袋满 1/3 容量或胀气就应清理。

(9)经常检查造口袋是否松脱,如发现造口袋松脱,渗漏粪水,应及时更换。

(10)开窗通风,整理用物。

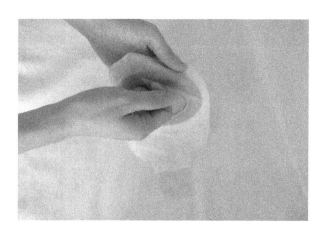

图 2-1-19　撕开造口袋。

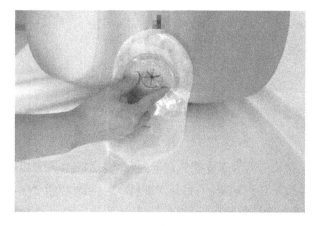

图 2-1-20　粘贴造口袋。

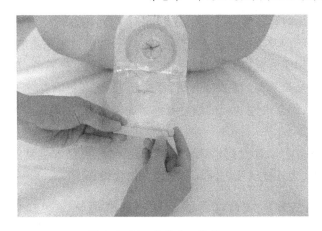

图 2-1-21　夹闭造口袋开口。

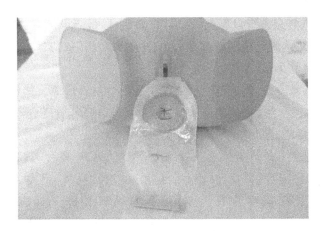

图 2-1-22　粘好造口袋,检查造口袋是否紧贴皮肤。

二、饮食调护

短肠综合征可分为急性期、代偿期和恢复期。因术后急性腹泻期可持续半个月至一个月,术后即大量腹泻,每日大便 7~8 次甚至更多。短肠综合征患者在相当长的时间内都需要依靠肠外营养(TPN)支持,肠外营养是短肠综合征急性期最有效的营养支持方式。若患者血生化指标无明显异常,身体状况较稳定时,可考虑逐渐减少肠外营养,开始应用肠内营养。肠内营养实施得越早,越能促进肠功能代偿,从而减少应用肠外营养引起的并发症,提高患者的生存质量。肠内营养液的选择从低容量、低浓度开始,循序渐进,逐渐提高输注速度和营养液浓度,因急性期及代偿期患者病情尚未稳定,必须在医院由专业医生指导饮食。

　　本部分主要针对病情稳定后可出院回家、可经口进食的短肠综合征患者,为其提供家居康复期的科学饮食指导。

(一)恢复期饮食指导原则及注意事项

　　(1)遵循少量多餐的原则,每日 6~8 餐,建议进食时细嚼慢咽,减少肠道刺激,促进吸收。

　　(2)恢复期患者以高糖、高蛋白、高热量、低脂半流质,或者富含矿物质和维生素的流质或软食为主,多吃海产品、鱼、家禽、蛋、藕粉、山药、新鲜水果、蔬菜等。

　　(3)注意少吃含高草酸盐的食物,预防肾结石形成。这些食物包括薯类、豆类、芹菜、菠菜、茄子、甜菜、草莓、李子、麦芽、燕麦、小麦粉、豆腐、胡椒、酱油等。

　　(4)避免高纤维素饮食,如谷类、坚果类、麦麸、麦片、黄豆、青豆、蚕豆、芸豆、豌豆、黑豆、红小豆、绿豆、马铃薯、辣椒、笋类、菌类、发菜、香菇、紫菜、蕨菜、菜花、菠菜、油菜、红果干、樱桃、石榴、鸭梨等。

　　(5)避免高脂肪食物,如煎炸类食品、比萨、汉堡、牛奶、巧克力、奶油、芝麻、花生、核桃、松子仁、肥肉、黄油、酥油等。

　　(6)不吃辛辣刺激性食物,如咖喱、小茴香、生姜、浓茶、花椒、胡椒、八角、桂皮、辣椒、咖啡等。同时戒烟、戒酒。

　　(7)腹泻次数多的患者注意补充水分,保持水电解质平衡。

　　(8)吃饭时避免喝水,防止喝水后增加肠蠕动,可在餐前或餐后半小时喝水。

(二)家庭厨具准备

短肠综合征患者主要以进食流质、软食为主,食物主要以水煮、炖、蒸、炒为主,有条件的家庭可准备一台食物搅拌机便于将食物搅碎处理。因要求患者少量多餐,可将食物预先搅碎,方便随时冲食。还可准备一个可煲汤及煮粥的炖锅或高压锅,方便熬流质。最好是电子炖锅或电子高压锅,功能多且可调节煮食时间,方便实用,陶瓷内胆或不锈钢材质内胆均可。厨具用后应及时清洗消毒。

三、居家功能锻炼

短肠综合征患者在病情稳定后应进行康复功能训练,主要进行增强脾胃功能及提高盆底肌、肛门括约肌收缩能力的运动。康复运动先从轻柔的动作开始,避免剧烈运动;运动地点先选择室内,腹泻次数少后可选择风景优美的公园;运动量以患者能耐受为宜,动作标准不做要求。如果患者觉得不适,应停止练习。

(一)肠保健操

此操可锻炼腹部肌力,按摩肠道,提升盆底肌及肛门括约肌的收缩力,起到减少大便次数、增强肠道吸收能力的作用。

(1)预备姿势。站立,两脚分开与肩同宽,两手自然垂于身体两侧。

(2)屈膝提起右脚,左脚站立,左脚向下用力,右脚向上用力,两臂向外侧伸展,保持 10 秒,伴随腹部呼吸进行提肛及收缩盆底肌(图 2-1-23)。

(3)恢复预备姿势,改以左脚提起,右脚站立,换方向重复之前的运动。左右重复各 10 次。

(4)恢复预备姿势,两脚打开与肩同宽,脚尖朝前,双手放于身体两侧,上半身直立,下肢屈膝深蹲,膝盖不超过脚尖,蹲起重复 10 次,进行 3 组(图 2-1-24)。

(5)恢复预备姿势,两脚打开,为肩宽两倍,半蹲,注意膝部不超过脚尖,保持半蹲姿势 1 分钟,进行腹式呼吸,同时进行提肛、收缩盆

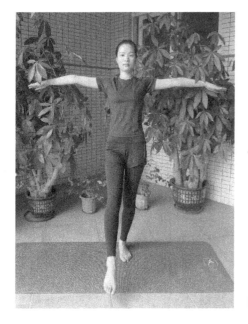

图 2-1-23　两臂外展,提脚。

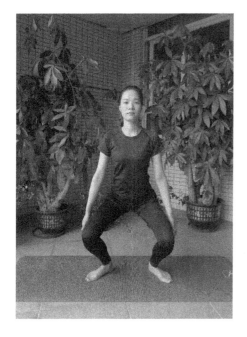

图 2-1-24　屈膝深蹲。

底肌,重复 5 次。

(6)直立,双臂前后摆动 2 分钟。

(7)用双手的食指和中指的指腹对天枢穴进行按压,约 2 分钟(图 2-1-25)。天枢穴定位:肚脐旁开 2 寸。

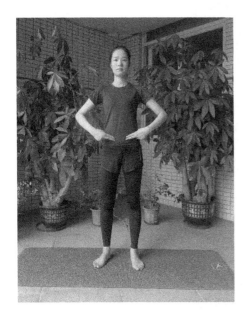

图 2-1-25　用双手的食指和中指的指腹按压天枢穴。

(二)健胃保健操

此操可按摩胃部,增强胃的消化能力,从而促进肠的吸收功能。

(1)采用盘坐姿势,平顺呼吸,身体向下向前趴,双手放于地上伸展向前,肌肉放松,保持 10 秒钟,重复 10 次(图 2-1-26)。

(2)改为站立位,两脚打开为肩宽两倍,脚尖朝前,微弯曲膝部蹲马步。

(3)上半身直立,弯曲膝部深蹲,膝部不超过脚尖。

(4)站直,注意膝部为微弯姿势,下蹲时进行呼气,站立时进行吸气,重复 15 次。

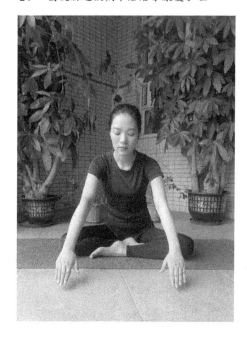

图 2-1-26　盘坐姿势,身体向下向前趴。

（5）双手、双脚着地,双手、双脚打开与肩宽,头向下,身体成拱桥状,身体向前、向后移动 3 次(图 2-1-27)。

（6）加大手脚之间的距离,抬头仰望。

（7）还原体位。重复 10 次。

（8）恢复站立位,注意以中脘穴为核心,顺时针按摩腹部,时间为 5 分钟适宜(图 2-1-28)。中脘六定位:上腹部前正中线上,当脐中上 4 寸。

（三）八段锦

具体步骤请参考第 3 章居家中医保健。

（🎥 观看指导视频）

＊方法:扫描封底微信公众号二维码,关注后输入条码最后 5 位数字,即可观看视频。

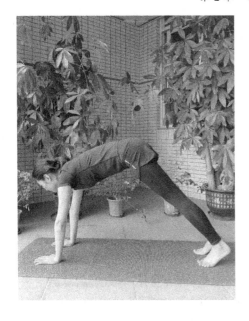

图 2-1-27　身体呈拱桥状。

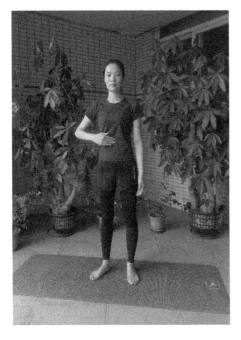

图 2-1-28　按摩中脘穴。

第2节　肠造口者居家康复

肠造口是指因为疾病的需要,在肠道上建立一个用来排出粪便的开口,按照腹壁肠管开口的方式,可分成回肠造口及结肠造口。建立肠造口的原因有恶性肿瘤、急慢性炎症肠病、疾病的遗传(先天性疾病)、外伤、机械阻塞等。根据患者病情,造口可能是临时性或永久性的,肠造口本身并非疾病,而是一种解决办法,能够缓解甚至解除患者因疾病、肠道梗阻以及疼痛带来的烦忧。

一、居家护理

肠造口术后初期会出现造口及其周围肿胀,造口能排出气体及粪便即代表造口开始工作。6~8周后,患者身体逐渐恢复,临床上根据病情需要,确定肠造口是需要长时间留置还是永久留置。病情稳定后患者带造口出院,医护人员负责教会患者及其家属造口居家护理措施。肠管造口缺乏末梢神经,即使损伤依然没有感觉,且人工造口缺乏括约肌,无法自主控制排泄物排出,周围的皮肤由于经常直接接触粪便,极易引发皮肤炎症,尤其是回肠造口便液中富含消化酶,对皮肤有更强的侵蚀性,因此使用造口袋收集造口排出物非常有必要。下面介绍肠造口的相关知识及居家护理措施。

(一) 认识肠造口

● 结肠造口

以手术方式将结肠截断,翻转缝于腹壁上的开口处。

1.结肠造口种类

(1)升结肠造口:排泄物主要为液态及半液态,含有丰富的消化酶,会对造口周边皮肤产生一定的刺激。

(2)横结肠造口:因消化酶数量逐渐减少,因此排泄物一般为液态到半液态。

(3)降结肠造口:排泄物中的大部分水分在经升结肠及横结肠时

已被吸收,因此排泄物常为成形或半成形状态。

(4)乙状结肠造口:因水分经过其他肠道时已被吸收,因此从乙状结肠造口排出的是正常形态的排泄物。

2.主要原因

(1)疾病:结肠癌、直肠癌、肛门癌、憩室炎。

(2)外伤。

(3)先天性肛门闭锁症,巨结肠症。

◉ 回肠造口

以手术方式将回肠截断,翻转缝于腹壁上的开口处。

1.造口排泄物

从回肠造口排泄出的是液态或半液态的排泄物,含有帮助食物消化的刺激性酶和酸性成分,排泄物对周围皮肤有刺激性。

2.主要原因

(1)溃疡性结肠炎。

(2)克罗恩病。

(3)癌症。

(4)家族性大肠息肉症。

(5)坏死性肠炎。

(6)先天性巨结肠症。

3.标准造口

肠管造口本质上是肠管黏膜,血管遍布,多呈现粉色或红色,湿润且柔软,理想的造口需突出 0.5~1.5cm(图 2-2-1)。

(二)如何正确选择肠造口护理产品

◉ 造口袋的种类

目前,国内可购买的肠造口袋包括粘贴型造口袋和非粘贴型造口袋。

1.粘贴型造口袋

(1)一件式造口袋:直接贴于腹壁的肠造口上,一旦撕下就不能重复使用(图 2-2-2)。

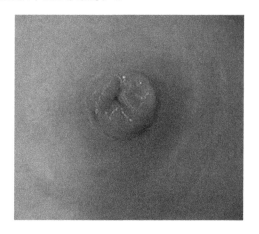

图 2-2-1　标准造口。

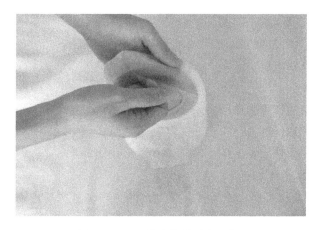

图 2-2-2　一件式粘贴型造口袋。

(2)两件式造口袋:主要由造口袋和底盘两部分组成(图 2-2-3)。
粘贴型造口袋还可以根据材料、形状、是否含碳片等标准划分。
依据材料分为:透明的造口袋和不透明造口袋。
依据造口袋开放性分为:开口袋(图 2-2-4)和闭口袋(图 2-2-5)。
依据底盘的形状分为:凸面造口袋(图 2-2-6)和平面造口袋(图
2-2-7)。

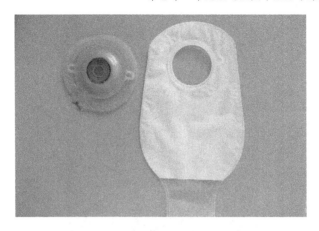

图 2-2-3　两件式粘贴型造口袋。

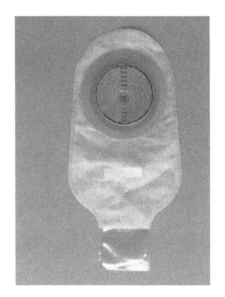

图 2-2-4　开口袋：可重复使用。

依据是否含碳片分为：含碳片造口袋（图 2-2-8）和无碳片造口袋。

含碳片造口袋一般会比无碳片设置的造口袋费用高，如有些患者大便较稀，容易弄湿碳片，反而达不到过滤气体和气味的作用，所

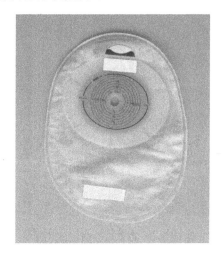

图 2-2-5 闭口袋:仅单次使用。

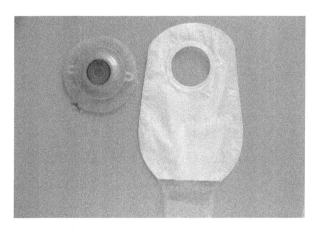

图 2-2-6 凸面造口袋。

以基本上不推荐排泄物较稀的肠造口者使用含碳片造口袋。含碳片造口袋最适合大便成形的结肠造口患者。碳片一般设置在造口袋的上方,碳片不能受潮,清洗造口袋时应避免弄湿碳片。佩戴造口袋洗澡时应注意遮盖碳片,否则碳片将会失去作用。

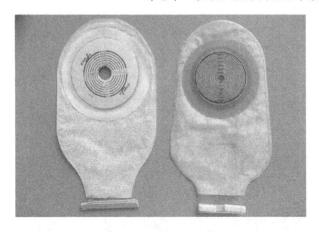

图 2-2-7　平面造口袋。

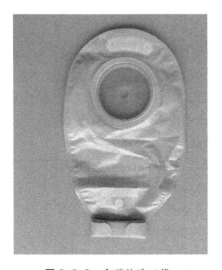

图 2-2-8　含碳片造口袋。

2.非粘贴型造口袋(图 2-2-9)

非粘贴型造口袋因无密闭和防臭功能,一般不推荐使用。但经济相对困难,且大便成形、社交活动较少的肠造口者可适当选择。若粪

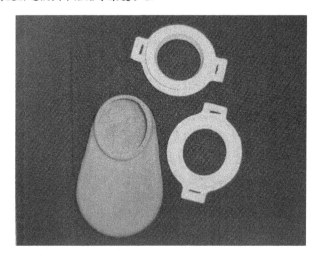

图 2-2-9 非粘贴型造口袋。

便未成形,则应使用粘贴型造口袋,尤其腹泻时,否则皮肤容易受粪便刺激而破损。另外,固定带松紧要合适,防止固定带过松,底盘容易活动而损伤结肠造口。同时,宜在结肠造口周围垫上柔软且有韧性的纸巾,以便吸收一定的粪水和保护周围皮肤。

🔘 如何选择合适的造口袋

选择造口袋要综合考虑造口类型、术后时间、结肠造口及造口周围皮肤状况、期望造口袋安置时间、经济能力及患者对生活质量的需求等情况,建议在专业的造口治疗师或者临床护士的评估、指导下,选择适合造口者自身情况的造口袋。造口相关产品并非越贵越好,选择适合自己的产品对于造口者来说更为重要。

🔘 造口护理附属产品及使用方法

造口护理不必一定使用全套造口护理附属产品,应根据自身的实际情况并在专业医护人员的指导下选购和使用造口护理附属产品,提高生活质量。

造口护理附属产品及其使用方法如下。

1. 皮肤保护粉（图 2-2-10）

含有羧甲基纤维素钠,可减轻造口周围皮肤发红、瘙痒等情况,加快皮肤炎症及表浅的皮损痊愈。使用护肤粉前需要先清洁造口周围皮肤,使用质地柔软的毛巾或者纸巾擦干,用柔软的纸巾将多余粉末抹走,否则可能使造口底盘的稳固性下降,最好在外层喷 1~2 层皮肤保护膜,待膜干后粘贴造口袋。

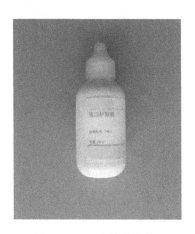

图 2-2-10　皮肤保护粉。

2. 皮肤保护液体敷料（图 2-2-11）

可分为含酒精和不含酒精两种类型,异丙醇为其中主要有效成分,可防止分泌物、黏胶对造口周围皮肤产生刺激,从而保护皮肤。若肠造口周围皮肤有破损,为减少刺激,皮损可选择不含酒精的皮肤保护膜。

清洁并抹干皮肤后,直接在皮肤上均匀地喷涂皮肤保护膜,避免浸渍。皮肤潮红时可用不含酒精的保护膜配合皮肤保护粉一起使用。

3. 防漏膏（图 2-2-12）

膏状糊剂易于定型、易于清洁,可用于填充肠造口周围皮肤凹陷和皱褶部位,防止排泄物渗漏。

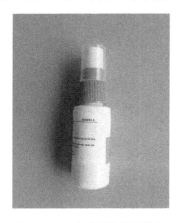 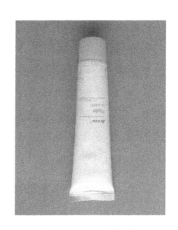

图 2-2-11　皮肤保护液体敷料。　　　　　图 2-2-12　防漏膏。

　　将适量的防漏膏涂抹在结肠造口周围皮肤凹陷和皱褶部位,再粘贴造口袋。

　　4.防渗可塑环(图 2-2-13)

　　防渗可塑环为环形,柔软有韧性、易塑形、不含酒精,用于填平肠造口周围皮肤的凹陷、皱褶、缝隙,使其平整,防止渗漏。

　　将防渗可塑环填在结肠造口周围皮肤凹陷、皱褶或缝隙部位,使其平整易于贴合,防止粪便渗漏。

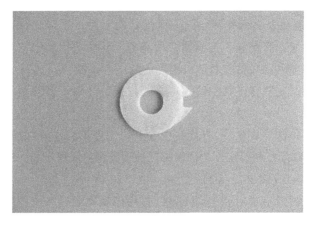

图 2-2-13　防渗可塑环。

5.剥离剂(图 2-2-14)

可以迅速清理皮肤上残留的护肤胶,适合皮肤易损伤者使用,从而有效减少由于多次清理、反复擦拭导致的皮肤受损。

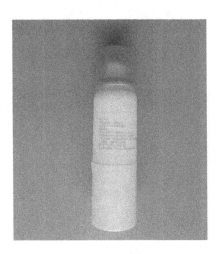

图 2-2-14　剥离剂。

6.造口腰带和造口腹带(图 2-2-15 和图 2-2-16)

主要用于固定底盘,减少外力影响造成的底盘不稳定,从而使造口袋的使用时间延长。

根据患者腹围将腰带调整至合适长度,避免过紧或过松。过紧会引起血液循环不良,阻碍呼吸,导致患者不适;过松又起不到固定、约束底盘的作用。

使用有弹力的造口腰带、腹带时需要注意:①患者平躺休息,松弛腹肌,造口脱垂或造口旁疝患者在佩戴前,需要先使用手法让脱垂或造口旁疝出来的肠管回纳,无法回纳者禁止佩戴;②在腹带开口处把造口袋拉出来;③完整拖出造口袋,使造口底盘被腹带开口处压好;④用力拉两边,确保腹带固定在腹部,然后粘好。亦可根据个人喜好自制适合自己的腰带。若弹力造口腰带或造口腹带完全丧失了弹

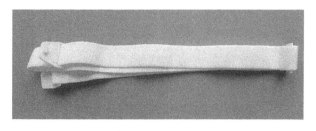

图 2-2-15 造口腰带。

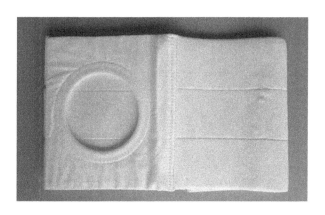

图 2-2-16 造口腹带。

性,则不能佩戴了,建议购买两条或两条以上弹力造口腰带或者造口腹带更替佩戴,保持清洁卫生。

7.剪刀(图 2-2-17)

用于裁剪造口底盘,剪刀的头要圆钝,尖头会戳烂造口袋。

8.便袋冲洗器(图 2-2-18)

清洁造口袋的工具。

9.购买造口护理用品的途径

(1)从医院的造口治疗师门诊购买。

(2)从医疗生活用品店购买。

(3)从各厂家的销售点购买。

(4)网购。

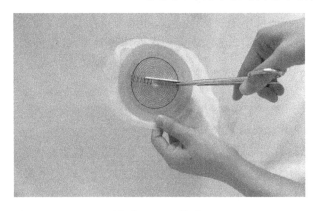

图 2-2-17 剪刀。

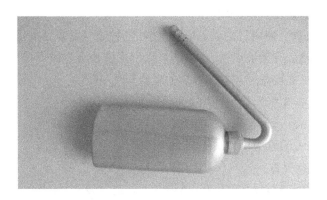

图 2-2-18 便袋冲洗器。

如今大多数造口袋都能够使用公费医疗卡或医保卡付费购买,购买和使用时要关注产品的生产日期以及使用有效期。

10.造口用品的保存

造口袋应在室温干爽处储存,不可以将其置于高温(40℃以上)、阳光直射处或潮湿的环境,也不可将其保存在冰箱等低温设施内。严禁造口护理产品被重物压迫。应该按照需要的情况购买,不建议大量购买、长期存放。因为随着术后的时间推移,肠造口患者的体形可能会发生改变,一旦体形发生改变,使用的造口产品型号也需要随时更改。因此,每次购买产品时不需一次性购买太多,避免浪费。

(三)更换造口袋的方法

(▣ 观看指导视频,方法见 P24)

1.造口袋更换应遵循 ARC 原则

A(佩戴):粘贴底盘前必须保证造口周围皮肤干净干爽。不使用刺激性的用品,例如酒精。底盘中心孔要与造口的大小及形状匹配,比造口大 1 毫米左右。

R(揭除):在粪便渗漏前进行造口袋更换。若底盘下的皮肤出现刺痒或者灼热等不适,则提示需要更换造口袋。更换时轻柔地揭去底盘,勿牵扯到皮肤,减少伤害。

C(检查):使用过的底盘应完整清洁。检查底盘是否有排泄物,黏胶是否完整,有无被腐蚀;检查造口周围皮肤是否有破损或颜色发红等情况,正常皮肤应与对侧腹部的皮肤颜色一致。

2.物品准备

造口袋一套(含造口袋和底板)、剪刀、造口量度表及尺子、温水、卫生纸或者柔软毛巾。

3.操作步骤

(1)将佩戴着的旧造口底盘或一件式造口袋除去(图 2-2-19)。

(2)用清水清洗干净并抹干结肠造口及其周围皮肤(图 2-2-20)。

(3)测量结肠造口的大小,在造口袋上描出造口大小(图 2-2-21和图 2-2-22)。

(4)按结肠造口的形状及大小裁剪新的造口底盘(图 2-2-23)。

(5)撕除底盘上附带的胶纸,把一件式造口袋或者造口底盘粘贴上即可(图 2-2-24)。若是两件式造口袋,则最后套上造口袋后压紧。

(6)使用便带夹夹闭造口袋的开口(图 2-2-25)。

(7)检查底盘是否紧贴皮肤(图 2-2-26)。

(8)摁压造口袋,使造口袋与皮肤贴得更牢固(图 2-2-27)。

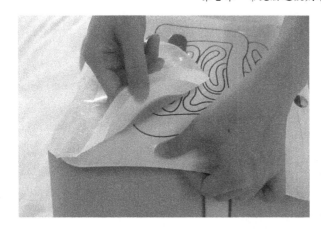

图 2-2-19 将佩戴着的旧造口底盘或一件式造口袋除去。

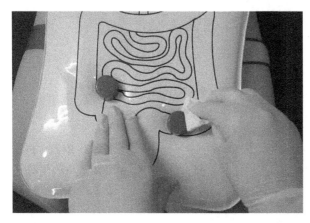

图 2-2-20 用清水清洗干净并抹干结肠造口及其周围皮肤。

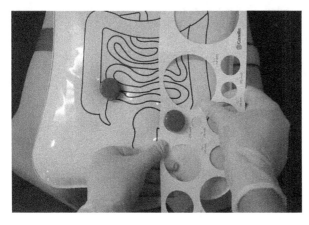

图 2-2-21 测量结肠造口的大小。

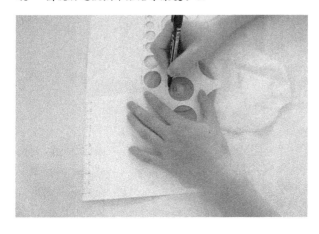

图 2-2-22 在造口袋上描出造口大小。

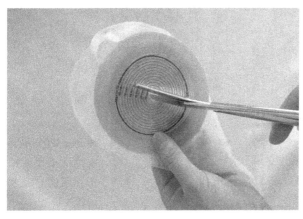

图 2-2-23 按结肠造口的形状及大小裁剪新的造口底盘。

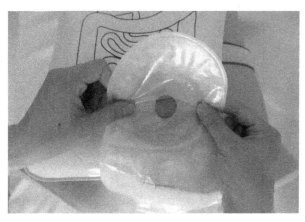

图 2-2-24 撕除底盘上附带的胶纸,把一件式造口袋或者造口底盘粘贴上。

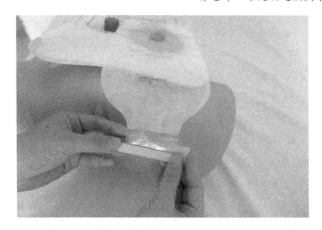

图 2-2-25 使用便带夹夹闭造口袋的开口。

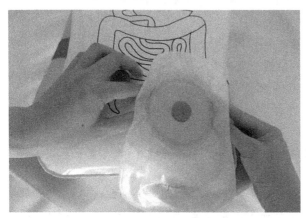

图 2-2-26 检查底盘是否紧贴皮肤。

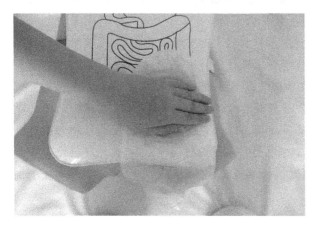

图 2-2-27 摁压造口袋,使造口袋与皮肤贴得更牢固。

小贴士:更换造口袋的注意事项

(1)清洗造口及周围皮肤时,可用纱布、棉球及温开水清洗,并从内向外清洗。贴造口袋前务必确保造口周围皮肤清洁干净并擦干。避免使用碱性肥皂或者消毒剂,减少皮肤刺激和损伤,也不必使用沐浴露,避免影响底盘的粘力。

(2)造口袋粘贴完毕,需要患者用手捂住造口袋或底盘5~10分钟,休息半小时后再活动。若无法休息半小时则尽量降低活动度,让造口袋能粘贴得更牢固。

(3)造口袋中排泄物占造口袋容量的1/3或1/2时,就应该及时倾倒排泄物或更换造口袋。

(4)造口袋底盘更换时间应按照产品说明要求,一般情况下5~7天更换,如有渗漏的情况应随时更换。

(5)回肠造口者,可使用防漏膏,让造口袋稳固性得以提高。

(6)建议用塑料袋或者报纸把每次换下来的造口用品裹好后丢入垃圾桶内,不可将其丢入马桶用水冲走,以防堵塞马桶。

(7)若粘贴部位有体毛,则将体毛清理干净,剃毛时要轻柔,以免刮损皮肤。

(8)应先拉平造口周围皮肤再粘贴造口底盘,粘贴时应由下往上粘贴,可搭配使用防漏环或者防漏膏,再搭配使用腹带或腰带,这样可延长造口袋的使用时间。

(9)为预防造口袋摩擦皮肤引起患者皮肤过敏,可使用柔软棉布做一布袋,套在造口袋外侧进行分隔。

(10)若造口位置在腹股沟附近,由于粘贴后底盘下端就在腹股沟处,在下蹲或弯腰时底盘边缘容易翘起松脱。此种情况在选择造口袋底盘时,在确保正常使用需求的情况下,应尽可能选用外周直径相对小的底盘。在不影响粘贴稳固性的情况下,可把邻近腹股沟处多余的底盘边缘剪成荷叶边状以提高粘贴的顺应性。

(四) 造口袋的清洁方法

1.一件式开口袋的清洁

步骤一:松开造口袋下方的便袋夹,将排泄物排入马桶内或胶袋内(图2-2-28和图2-2-29)。

步骤二:将水由袋口倒进袋内清洗后倒出或将纸巾放入造口袋

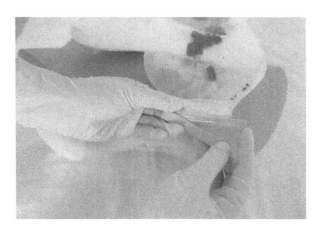

图2-2-28 打开造口袋的便袋夹。

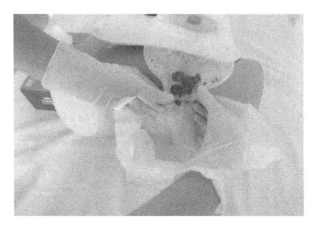

图2-2-29 将粪便排进厕所内或胶袋内。

内抹洗(图 2-2-30)。

步骤三:用纸巾抹干袋口,夹好便袋夹(图 2-2-31)。

2.两件式开口袋的清洁

可以参照一件式造口袋的清理方式清洁。

也可将造口袋分离,直接将粪便倒入马桶后,用水直接把造口袋清洗干净,晾干以后备用。

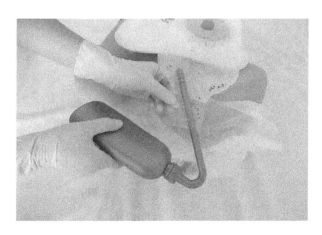

图 2-2-30   将水由袋口倒进袋内清洗后倒出。

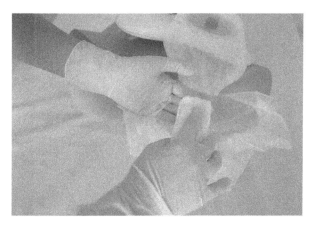

图 2-2-31   用纸巾抹干袋口夹好便袋夹。

小贴士:清洗造口袋的注意事项

(1)一般造口袋收集到其容量的 2/3 或 1/2 时需要排放,用水直接把造口袋清洗干净,晾干备用。

如果造口袋收集的粪便过多、重力过大,则容易造成造口袋脱落。

(2)一件式造口袋一旦撕除则不可以重复使用。两件式造口袋底盘撕除也不可重复使用,但两件式造口袋的袋子在清洗干净晾干后仍可以重复使用,直至陈旧或破烂才丢弃。

(3)已经使用过的两件式造口袋可选择刺激性相对较小的清洗剂(如婴儿沐浴露)进行清洗,不可选择刺激性较大的碱性清洗剂(如肥皂粉)进行清洁,碱性清洗剂有腐蚀性,可腐蚀造口袋,从而降低其耐用程度。清洗后的造口袋可以直接用毛巾、纸巾抹干或晾干备用。晾干过程中避免日光直射,防止造口袋的胶质硬化。

(五)肠造口并发症居家护理

肠造口者居家时,如果对造口自我观察和护理不当,容易出现造口及周围皮肤的问题,需要定时查看。特别是老年人、手操作不灵活和视力差的造口者,需要家属隔几天就协助查看,及时发现问题,及时处理。

1.水肿

原因

造口处腹壁皮肤开口较小,束腹带过紧,支架压力过大,低蛋白血症以及造口袋底板内圈裁剪过小等。

处理

a.轻度水肿无须处理,可自行消退。较严重的造口水肿可使用高渗盐水或硫酸镁溶液进行湿敷,每日 3 次,改用两件式造口袋以方便湿敷。

b.裁剪的造口袋底板内圈直径在术后的早期要相对大。

c.佩戴腹带时不宜过紧,肠造口不可完全扎入腹带中。

d.更换造口袋时观察支撑棒的情况。

e.严重者需到医院就诊,寻求专业指导。

2.粪水性皮炎

原因

一般肠造口会高出周围皮肤 1~2 厘米,如果造口位置差,造口未形成恰当的乳头突起,与造口袋粘贴的皮肤周围容易出现皱褶,从而产生渗漏,造口周围皮肤受排泄物及消化液的腐蚀刺激,容易造成周围皮肤皮疹及糜烂。

处理

a.检查渗漏的原因,若能早期发现,可避免渗漏。每次更换造口袋时,仔细清洁造口及周围皮肤,使用柔软纸巾吸除水分后再粘贴造口袋。保持造口周围皮肤清洁干爽,可预防造口周围皮肤的炎症。

b.选择适合的造口产品,如果已经发生皮肤湿疹、皮肤糜烂时,可使用皮肤保护粉、皮肤保护液体敷料、防漏膏等保护皮肤。

c.若出现大便稀烂的情况,应及时查找原因,及时调整;若腹泻,则应及时口服止泻药。

d.严重者需到医院就诊,寻求专业指导。

3.过敏性皮炎

原因

对造口袋或者底盘材质过敏。

处理

a.若是不明原因,应进行变应原测试。可裁剪一小部分造口底板置于耳后处皮肤,连续 24 小时观察皮肤情况,若皮肤局部出现红、痒、痛等症状,表明试验结果为阳性。

b.阳性者需要更换造口产品,必要时可使用类固醇药物外涂,外涂药物 10 分钟后,用清水清洗、纸巾擦拭干再粘贴造口袋。

c.如若情况未有改善,及时到皮肤科就诊。

4.黏膜肉芽肿

为良性组织,一般出现于皮肤与黏膜交接处,可能出现 1~2 粒或者围绕造口周围出现。

原因

大多是由于缝线刺激黏膜导致,也可由底板或造口支架刺激黏膜导致。

处理

a.到医院就诊,寻求专业指导。查找造口边缘有无仍未脱落的缝线。

b.指导造口者正确测量造口大小,减少底板或支架摩擦刺激造口边缘,导致肉芽组织增生。

5.造口出血

原因

擦洗造口的用品不够柔软,力度过重;造口处发生外伤;肠道菌群严重失调、腹泻、化疗或放疗后肠管的内部毛细血管发生破裂出血。

处理

a.造口处黏膜轻微出血,可使用湿纸巾轻微压迫止血,清洁造口(使用软质材料清洗)。

b.黏膜局部出现严重出血的情况,可用云南白药粉止血,需要及时到医院就诊,必要时需手术治疗止血。

6.造口缺血坏死

造口黏膜的正常状态应是光泽红润的,如果造口血运障碍,黏膜边缘可能会出现暗红色、紫色或者黑色。需要密切留意排泄物的量、色、气味是否正常,如有不适,马上到医院诊治。

原因

肠造口底板中心孔过小,缝线结扎过紧。

处理

a.立刻更换底板,到医院就诊,由医生或造口治疗师拆除缝线。

b.观察造口及周围血运情况,出现严重造口缺血坏死的情况必须手术治疗,重新做造口。

7.造口皮肤黏膜分离

原因

造口黏膜缝线脱落、造口开口处部分肠段壁黏膜发生坏死、伤口感染、腹压过高、糖尿病、营养不良、长期服用类固醇药物等。

处理

a.到医院就诊,寻求专业指导。

b.使用无菌的生理盐水清洁干净、轻柔拭干,若发现组织坏死,可采用清创胶。

c.保护皮肤黏膜分离创面,可覆盖粘贴创面,选用水胶体敷料。

d.粘贴好造口袋,避免粪便污染创面,促进伤口愈合。

8.狭窄

原因

造口周围皮肤黏膜愈合不良;造口皮肤黏膜缝线感染;皮肤瘢痕组织或筋膜出现收缩;肿瘤压迫造口肠管(造口边缘或周围出现肿瘤);克罗恩病复发;二期愈合时瘢痕组织收缩形成狭窄。

处理

a.医院就诊。

b.每日用手指扩张造口,预防造口在愈合时出现收缩发生狭窄,形成梗阻。方法是:戴上手套后涂上润滑剂,先用尾指慢慢地进入人工肛门,尾指轻轻转动,再换用食指操作。手指停留在造口内2~5分钟,动作要缓慢轻柔,不可粗暴。每日一次,需长期坚持进行。

c.若发生严重狭窄,无法正常进行排便,需要及时就医检查及手术处理。

d.乙状结肠或降结肠人工肛门,需要观察有无有粪便阻塞,若有便秘,需服用泻药。

e.学习了解与肠梗阻有关的症状及体征,发现异常及时处理。

9.回缩

原因

造口周围缝线固定不佳,或者缝线较早脱落;造口周围皮肤愈合不良,导致瘢痕组织增生;较早拆除环状造口处支架;体重快速增加。

处理

a.医院就诊,寻求专业指导。

b.应用凸面底板。

c.有周围皮肤损伤时,可采用无痛保护膜或是皮肤保护粉。

d.乙状结肠造口者若皮肤出现连续性损伤,建议灌洗肠道。

e.避免体重增长过快,降低体脂率。

f.病情严重者需要手术治疗。

10.脱垂

脱垂是造口内肠管向外部脱出,长度为数厘米到数十厘米不等,脱出的肠管可能会溃疡、出血、水肿、梗阻、扭转,以及缺血坏死等。

原因

肠管固定欠稳妥;腹壁开口过大;腹压增大;腹部肌肉松弛无力。

处理

a.选择底板材质较软的一件式造口袋,正确地量度造口大小,降低更换频率。

b.了解并随时观察肠梗阻症状和体征,认识肠管坏死症状。

c.把脱垂肠管推回腹腔内,如用手还纳后会再次脱出,请到医院就诊。

d.当肠管脱出部分出现肠壁黏膜水肿、肠管嵌顿,尤其是淤血坏死的情况时,请马上到医院就诊。

11.造口旁疝

原因

造口处于腹直肌外侧位置;筋膜开口稍大;腹壁肌肉松弛无力;数次手术治疗;腹压持续增大。

处理

a.防止术后 6~8 周提取重物,避免弯腰活动以及剧烈运动,防止腹压过度增加。

b.选取合适的造口产品。例如,使用较柔软的底盘。

c.减轻腹压,用手按压造口部位后方可进行咳嗽,使用造口腹带,局部有不适应及时查找原因,情况严重则需进行手术修补治疗。

d.若出现困难排便的情况,应及时到医院就诊。

12.黏膜移位

肠黏膜移位至造口周围皮肤,由于黏膜有黏液分泌,故会引起底板潮湿。

原因

手术时将造口肠黏膜缝于表皮(应缝于真皮);使用较坚硬及尺寸过小的底板,经常压迫造口边缘,造成肠黏膜向外扩展。

处理

a.医院就诊,轻柔地撕离造口袋,防止造口发生二次损伤。

b.正确测量造口尺寸及形状。

c.较细小黏膜可使用皮肤保护粉保护,情况严重的可使用藻酸盐敷料覆盖保护,粘贴底板时建议搭配使用防漏膏,使造口袋粘贴的稳固性更高。

13.白念珠菌感染(真菌感染)

原因

造口患者接受放化疗治疗,白细胞水平较低,长期使用免疫抑制剂治疗的患者,身体抵抗力相对不足。

处理

a.及时寻求医生帮助,避免局部使用粘贴式造口袋。

b.使用2%碳酸氢钠溶液局部清洗,局部涂抹抗真菌类药物,每日2~3次。

14.造口周围静脉曲张

原因

多发生在各种原因引起的门静脉高压患者,皮肤颜色多呈青紫,压迫曲张的静脉压可使之褪色,表面未见渗液。

处理

a.选用底板柔软的造口袋,软化粪便,避免或减少摩擦。

b.发生腹部静脉曲张破裂大出血时,及时到医院就诊。

15.造口周围皮肤增生

原因

放疗引起的皮肤改变或损伤,或者因局部皮肤长期浸渍引起。

处理

a.医院就诊,可使用稀释的白醋溶液(白醋:水=1:1)清洁皮肤,软化增生。

b.搭配使用腰带及防漏膏,可提高造口袋粘贴的稳固性。

(六)肠造口者日常生活指导

肠造口者常面临生活困扰的问题,如可否自我护理、可否参与社交活动、可否参加工作、可否胜任以前的角色等。造口并非疾病,造口者需要对自己有信心,正确掌握造口相关护理产品的使用方法,便可与正常人一样愉快地生活、工作、旅游等。

1.穿衣

肠造口者担心出院后该穿什么样的衣服,是否需要特别的制作,其实肠造口人士无须重新制作衣物,术前的服装就可以满足日常生活所需。建议不穿紧身衣裤(裙),避免摩擦及压迫肠造口,利于造口处的血液循环,衣服应以柔软、舒适为原则。

2.洗澡

能否洗澡是肠造口者较为关注的问题之一,肠造口者不会因为有了造口而失去沐浴的权利。手术的切口愈合后,粘贴造口袋或不粘贴造口袋都不影响造口者如常人般轻松自在地沐浴,沐浴时可选择戴或者不戴造口袋,但应防止直接用强水流冲击造口。

3.肠造口者的体育锻炼

肠造口者可以进行体育锻炼,但要避免剧烈运动,不建议饭后立刻运动,运动前要先保证造口袋内的排泄物已清理或是更换干净的造口袋。可按造口者的爱好及身体活动耐受力,挑选运动量可承受的运动,如散步、跑步、练气功、打太极拳、做体操、游泳等。其中散步是最简单的锻炼方法,可有利于血液循环,提高新陈代谢,增强身体免疫力。运动要注意防止造口受到意外损伤,尽可能不参加贴身运动,如摔跤。若参加部分球类运动以及有机会发生轻微碰撞的运动,如篮球、壁球等,则要佩戴造口保护罩保护造口免受损伤。不可进行举重类运动,以避免发生造口旁疝。

4.肠造口者的性生活

肠造口者可以进行性生活。造口术后由于造口造成身体外形改变,加上术后缺乏造口的护理常识,或由于粪便的溢出、气味等加重心理负担,大多数肠造口者不敢考虑性生活。其实大部分肠造口者是可以恢复性生活的,性生活前先做好充分准备,检查好造口袋密封是否完好,清空排泄物或更换干净的造口袋,为避免过大的造口袋带来声响影响氛围,建议选用迷你型的造口袋。适度、规律、和谐的性生活有利于提高肠造口者的自信心,调节内分泌,促进康复。

5.肠造口者的社交活动

肠造口者可以正常参加社交活动。肠造口者不是患者,更非传染病患者,他们的体力状态得到恢复,在理解和掌握造口护理的方法后,可进行正常的社交活动。建议多参与肠造口人士联谊,与肠造口者相互认识、相互了解、相互鼓励、相互交流,分享造口护理的经验和心得。认识新朋友,结下深厚友谊,可以减轻肠造口者的孤独感。需要换袋或排空造口袋时,像其他人一样上厕所就行。

6.肠造口者的工作

肠造口者可参与工作,造口并非疾病状态,因此不会影响工作。若完全恢复体力后,可恢复以往的日常工作。但应避免参加重体力劳动,如从事搬运工作应更换。工作时让领导知道肠造口者的身体状况,便于安排适合的工种。备好造口护理产品,方便随时更换。

7.肠造口者的旅行

在身体恢复后,肠造口者能够外出旅行,领略大自然的风光,舒畅身心,陶冶情操。肠造口者坐火车、飞机、船等都与正常人无异。但应注意在旅游中预备数量更多的造口袋,以备水土不服发生腹泻的情况时使用;需要用到的造口护理产品应放置于随身行李中,时刻可供使用。由于飞机上压力改变,胃肠道会比平常多一些气体,建议选用配有碳片过滤的造口袋或开口袋。饮食方面最需要关注是卫生情况,建议按照平常的饮食习惯,养成随身携带一瓶饮用水的习惯,既可用于补充身体水分,亦可满足意外时的清洗需要。

8.肠造口者怀孕

肠造口者不影响怀孕,但女性造口者计划怀孕前需咨询医生,以制订更好的方案。

9.造口出现异味

可能与食物、肠道菌群失调、疾病、服用药物或缺乏维生素有关。出现异味,应调整饮食,多吃性味平和的食物,少吃会产生异味的食物。如果是疾病导致的异味,则需治疗疾病。

10.造口袋胀袋

可能是胃肠产气过多,不能很好地排出造口袋所致。应少吃产气食物,吃东西要细嚼慢咽,避免吃口香糖,不用吸管,吃饭时少说话,条件允许可使用含有过滤器的造口袋。

11.出现便秘

可能因运动不足、饮食结构不合理、水分摄入不足所致,建议每天喝水 6~8 杯,适当锻炼身体,多进食新鲜的蔬果。

12.出现腹泻

可能因饮食结构、感染、疾病所致。出现腹泻,应调整饮食结构,确保食物新鲜,进食后半小时到 1 小时后才喝水,若一天时间内腹泻次数大于 3 次,请及时到医院就诊。

13.电解质紊乱

回肠造口失水、失液多,应关注电解质情况。根据医生的建议,定时到医院检查血液中钾、钠、镁等离子的浓度。呕吐、腹泻,以及大量出汗等情况会导致电解质紊乱,应注意每天补充水分、果汁等。

14.脱水

如果造口持续大量排水,造口者可能出现脱水现象。如果感到口干、乏力、心跳加快、小便减少并呈深黄色,应多饮水补充水分,必要时到医院就诊。

15.直肠幻觉感

部分肠造口者会像术前一样去排便,如果保留直肠,坐在马桶上会有黏液流出(不是所有人出现),这属于正常现象,不必担心。

16.肠造口者吃药

多数药物经胃及小肠吸收,所以肠造口者服用大多数药物是安全的,有些药物会影响排泄物的气味、颜色和黏稠度,所以在吃药前,可以先咨询医生或药师。

17.季节性注意事项

夏季天气炎热,出汗多,容易引起皮炎、底盘粘贴不牢,需要注意保持造口周围干爽。冬季寒冷,皮肤干燥,清洁及护理造口时要轻柔。一些季节性疾病,如春节感冒、咳嗽,夏季腹泻、秋天燥热等会影响造口护理,需要注意防寒防暑、饮食均衡、适当锻炼,保持身体健康。

18.肠造口者医院就诊

肠造口者如果出现下列情况,需要到医院就诊。

(1)腹部绞痛持续 2 小时以上。

(2)持续恶心、呕吐。

(3)造口排泄物气味难闻或异常,时间持续一周以上,可能有感染迹象。

(4)造口护理过程中发现造口大小和颜色有异常改变。

(5)造口处大量出血,或者持续出血,清洗造口袋时多次发现袋内有血液。

(6)造口护理过程中发现造口有损伤。

(7)造口有水样排泄物排出 5 小时以上。

(8)有不明原因的造口袋持续渗漏。

(9)其他,如发现造口堵塞、脱垂、回缩、狭窄、水肿、增生等。

二、饮食调护

(一)肠造口者饮食原则

肠造口者通常无须特殊饮食,日常饮食原则如下。

(1)膳食均衡,细嚼慢咽更容易吸收,切忌狼吞虎咽。造口排泄量不会因为减少进食而降低,反而会产生更多的气体。养成良好的饮食习惯更利于身体的健康。

(2)保证营养,食量与消耗保持平衡,保持适宜的体重。

(3)养成健康规律的饮食习惯,在康复期及恢复期的结肠造口者可与一般无造口者一样,按照正常的饮食习惯进餐。

(二)肠造口者饮食注意事项

1.回肠造口者的饮食

由于回肠造口者切除的肠段为部分结肠、直肠以及肛门,因此排泄物较多,每天大约 500~800mL。大便一般呈糊状或水样,排泄物中含有消化酶,可腐蚀造口周围皮肤。因此,回肠造口者的饮食需要留意以下几个方面。

(1)增加水分的摄入,以防脱水,但不能一次性大量进食和喝水。

(2)充分咀嚼,促进消化。

(3)减慢进食速度,减少吞入消化道内的空气量。

(4)规律进餐,切忌暴饮暴食。

(5)避免高纤维含量的膳食,以防堵塞肠道造口。

(6)适量补充维生素,进食新鲜水果。

2.结肠造口者的饮食

结肠造口者切除的肠段为部分结肠肠段,开放结肠造口后仍保留大部分的结肠肠段,结肠的功能相对影响较小,因此结肠造口者能够保持正常的饮食习惯。

(三)肠造口者饮食禁忌

虽然肠造口者无须严格控制饮食,但需要咨询医务人员,了解什么时候恢复正常饮食,避免食用一些会引起便秘、腹泻、产气和异味的食物。

1.肠造口者尽量少吃以下食物

(1)产气较多的食物:卷心菜、豆类、萝卜、洋葱、坚果、蛋类、辛辣食品、乳制品、碳酸饮料及啤酒等。

(2)容易产生异味的食物:花椰菜、卷心菜、洋葱、芦笋、大蒜、葱、韭菜、鱼、蛋及油炸食品等。

(3)导致腹泻的食物:葡萄、奇异果、啤酒、葡萄酒、可乐、茶、咖啡、酒类、咖喱粉、牛奶、冷食、油炸食品、辛辣食品等。

(4)易引起造口堵塞的食物:高膳食纤维食品、根茎类蔬菜、玉米、芹菜、果皮及干果类食品等。

2.肠造口者可以多吃以下食物

(1)减轻便秘的食物:新鲜蔬菜水果,并保持一定的饮水量。

(2)减少胀气和气味的食物:萝卜、陈皮水及蔬果汁等。

(3)促使粪便形成的食物:米饭、面食、马铃薯及面包等富含淀粉类的食物。

三、居家功能锻炼

由于肠造口没有肛门括约肌的收缩功能,因此术后不能像术前一样控制排便。特别是回肠造口者,没有经过结肠重新吸收水的过程,排出的基本为水样或糊状便,排泄量和次数比结肠造口者多。如果没有形成规律的排便习惯,排泄物会随时出来,给造口者带来不适感,所以养成定时的排便习惯很重要。此外,造口会让腹肌变得脆弱,容易并发造口旁疝和造口脱垂。因而,肠造口者的腹肌训练非常重要。

下面我们介绍肠造口者养成定时排便习惯及腹肌功能锻炼的方法。进行居家功能锻炼,需要根据自身的特点和身体功能状况而定,选择适当的锻炼方法,掌握适当的运动量,锻炼后身体稍感疲劳即可。

1.规律排便功能锻炼

造口术后可以通过规律的生活习惯、按摩等方法,养成排便规律,从而提高生活质量。

(1)肠造口者可以根据术前排便的习惯,早上起床后或晚上睡觉前喝一杯白开水、蜂蜜水或淡盐水;同时可以配合顺时针按摩腹部的方法,每天固定时间进行腹部按摩训练。

腹部按摩方法:采取仰卧位,手掌由肚脐下向上沿脐周顺时针按摩腹部,每次 5 分钟,用力均匀,按摩过程中收缩腹肌,屏气且做排便状动作。

(2)肠造口者每天早上起床后可饮水约 300~500mL,在餐后 30 分钟如厕,对排便意识进行训练,每日 3 次,每次 10 分钟。同时配合腹部按摩,促进肠道蠕动和排便。逐渐使排便集中在早上或者晚上,上班期间很少排便或基本不排便,从而减少造口排泄带来的不便。

2.肠造口者腹肌功能锻炼

因锻炼方法有时需要仰卧位,建议家中备一张瑜伽垫,锻炼期间视自身疲劳程度适当休息或暂停练习。

(1)西西里卷腹

仰卧于垫上,双手举起与地面垂直,缓慢卷起上半身,直至肩膀离开地面,锻炼过程中保持腹部发力。动作重复 4 组,每组 15 次,期间休息 30 秒。

(2)俄罗斯转体

屈膝坐于地上,身体稍向后倾,双手握拳立于胸前,上半身向右转动,让左肘接触到右膝,再向左转,右肘接触到左膝,如此循环,使腹部持续发力。动作重复 4 组,每组 15 次,期间休息 30 秒。

(3)侧卧提髋

侧躺于垫上,身体右侧着地,右肘放在右肩正下方的地面上,左脚放在右脚上,然后骨盆抬起,让身体成一直线,再缓慢将髋部放低与地面接触,如此反复做 10 次,接下来再转身,换身体左侧着地做 10 次。动作重复 2 组,期间休息 30 秒。

(4)空中蹬车

仰卧于地上,下背部紧贴地面。双手放在头侧,手臂打开。将腿抬起,缓慢进行蹬自行车的动作 15 次,重复 4 组,期间休息 30 秒。

第3节　肛肠疾病术后患者居家康复

肛肠疾病的种类比较多,比较常见的有痔疮、肛裂、肠癌、直肠脓肿和肛瘘等,手术是治疗肛肠疾病的主要手段。因为个体差异,术后出现疼痛、坠胀等自我感受的程度因人而异、各有不同。因此,学会自我观察、自我调整,科学地进行居家护理,可以减少痛苦、促进康复。

一、居家护理

(一)肛肠疾病术后并发症自我观察

1.术后创面大量出血

由于肛管直肠周围的血管比较丰富,术后容易因为止血不彻底、用力排便、伤口结扎线松脱、痔核或者伤口的坏死组织脱落等原因导致伤口出血。由于肛门括约肌向上收缩,伤口出血后没有流出肛门外,而是反流进入肠腔内,所以早期不容易被发现。当伤口出血量较多时会充满直肠和乙状结肠,引起便意,如果突然感到恶心、呕吐、心慌、出冷汗、面色苍白,同时伴有肛门坠胀感和急迫排便感,并且以上症状进行性加重的时候应该及时到医院就诊。一般情况下,肛门手术后粪便表面带血或大便后少许滴血是术后的正常现象,不属创面大出血。

痔疮术后痔核及结扎线脱落的时间一般为术后 7~10 天,为预防创面出血,出院后勿过度活动。要确保大便通畅,避免干燥粪便损伤伤口。局部避免过热刺激,熏洗时宜用 42℃左右温水,时间不超过 15分钟。若发现创面有出血现象,应立即使用纱棉或者柔软毛巾摁住肛门加压止血(图 2-3-1),并在家人协助下马上到医院就诊。

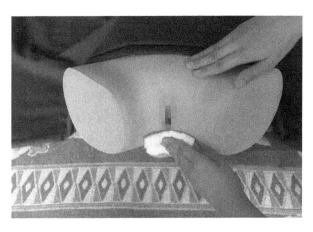

图 2-3-1　加压止血。

2.术后肛门肿胀

术后排便不畅,粪便嵌塞于直肠肛管,或便次频繁、蹲厕过久等诱因都有可能造成肛管静脉血液、淋巴回流障碍,从而导致术后肛门肿胀,便后可触及肛门有凸出的水肿皮赘。

因此手术后要预防便秘或腹泻,不宜过早排便,忌用力排便,避免久蹲、久坐、久立。每日坚持进行提肛运动,促进肛周血液循环,亦能有效预防肛门肿胀的发生及减轻肛门肿胀的不适症状。小范围的肛门肿胀可以用纱布块浸湿温热盐水湿敷局部,每日 1~2 次,每次15 分钟左右。肿胀范围较大时可以在药液熏洗坐浴后涂抹药膏,同时在清洁的食指上涂上药膏,轻柔按摩肛门肿胀部位(图 2-3-2),把肿胀组织轻轻按塞回肛门,每日 1~2 次,每次 15 分钟左右。

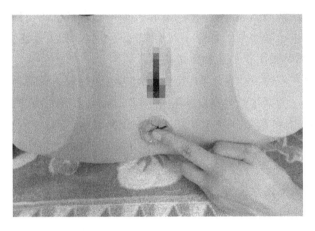

图 2-3-2　轻柔按摩肿胀部位。

3.术后切口感染

直肠肛管部位无法避免粪便、尿液的污染,术后比较容易发生切口感染,影响伤口愈合及功能恢复。切口感染会出现局部红润、肿胀、灼热、疼痛、伤口表面分泌物增多的现象。若术后 5~6 天体温升高(高于 37.5℃),而又无其他明显原因时,都有可能是术后感染。

每次排便后清洗肛门，及时换药能有效预防切口感染。年老体弱或伤口较大的患者要注意加强营养摄入，这也是预防术后切口感染的有效措施。出院后定期复诊，医生持续动态地跟踪并检查伤口情况也是非常重要的。居家康复期的患者如发现伤口有感染的迹象，应立即到医院就诊处理。

4.术后尿潴留

尿潴留是肛门术后最常见的一种并发症，大部分发生于手术当天或术后几天。尿潴留症状是很难排出尿液或者每次只能排出几滴而且排不干净，感觉下腹部胀痛，小腹部隆胀，有压痛。

若发生尿潴留，首先应放松精神，注意控制饮水。不要一次性大量饮水，这样会增加膀胱负担。喝水要分成多次少量，尽量喝温热的水。如果有排尿不畅的症状，每次自己换药时，注意填塞在肛门里面的药纱不用塞得太紧，可以适当放松。如果在家自行使用栓剂药物，使用前要排干净小便。如果平时有前列腺增生、肥大等泌尿系疾病，可以同时服用相关药物促进排尿。

如果在家中发生尿潴留，可以使用热水袋热敷下腹部半小时，如果还没排出的话继续热敷或者换成冷敷（也可以可先冷敷后热敷）。通过寒热刺激，缓解膀胱颈括约肌痉挛状况，帮助排尿。但是要注意的是，在冬季不适宜使用冷敷。去厕所小便的时候可以打开水龙头倾听流水声，造成条件反射促进排尿，也可以尝试用温水冲洗双大腿内侧或者温水淋浴。此外，还可以在家人的帮助下进行按摩刺激，在大腿内侧从上到下反复按摩，一直到感觉有很强烈的尿意为止。用手指按压中极穴（肚脐下4寸）2~5分钟亦可以帮助排出小便。如果采取了以上措施依然没有办法排出尿液，就要及时到医院就诊。

5.术后肛门狭窄

手术后肛管和周围组织都会有一定的损伤，损伤后的瘢痕组织发生挛缩会形成肛门狭窄。如果术后肛管部位发生严重感染或者大面积坏死，愈合后大量瘢痕形成也会形成肛门狭窄。居家康复期要自我观察大便是否很难排出，排出的大便有没有变细。如果发生肛门狭窄，要尽早到医院就医进行扩肛治疗。

术后 24 小时后尽早恢复排便是预防肛门狭窄的有效方法。在家应养成定时排便的习惯,每天排便 1~2 次。同时,在不需要控制排便的情况下尽早恢复正常饮食,让粪便成形通过肛门,起到自然扩肛的作用。

6.术后肛门坠胀

肛门手术后因为机械刺激或者伤口引流不畅、伤口假性愈合继发感染等原因会引起肛门坠胀感。患者自我感觉肛门下坠不适,有胀满感,大便后总是有排不干净的感觉。肛门坠胀感严重时,要及时就医。

7.术后排便障碍

排便障碍是肛门手术后常见的并发症,如果不及时处理,干硬的粪便可能撑裂或擦破伤口而引起出血,增加感染的机会,引起伤口疼痛,影响伤口的愈合。另外,粪便存留在直肠里会影响血液及淋巴回流,加重肛缘水肿。粪便存留在直肠的时间太久会发生粪便嵌顿,甚至有可能引起直肠过度扩张而发生局部出血。患者在家中保持大便通畅,多吃新鲜水果蔬菜,多喝水,可以在空腹时喝一杯蜂蜜水。

(二)伤口的居家护理

(1)保持肛周清洁干爽,每次大便后用温水清洗肛门,减少粪便残渣对伤口的刺激,注意不要使用肥皂水或过热的水。

(2)每天早晚和每次大便后,都要进行肛门中药熏洗(痔科洗剂)(图 2-3-3)或者药液坐浴(高锰酸钾片)10~20 分钟,药液温度在 38~42℃为宜,熏洗前应该先把填塞于伤口内的药纱轻柔地取出,再进行熏洗或者坐浴。女性在月经期避免坐浴,用药液清洗伤口就可以了。

(3)肛门熏洗或者坐浴后应该常规自行换药。痔疮、肛裂术后患者先在肛门伤口处涂抹药膏,医生开了栓剂药物的把栓剂药物轻轻塞进肛门里,然后用无菌纱布覆盖在肛门外,用医用胶布贴好固定就可以了。肛周脓肿及肛瘘术后的患者在有条件的情况下可使用一次性无菌换药盘,将无菌纱布放在换药盘内,用药液浸湿无菌纱布,使用镊子把折叠好的纱布拆开,轻柔地将纱布填塞到换药处,然后用无菌纱棉覆盖在肛门外,用医用胶布贴好固定即可。术后伤口较深或肛

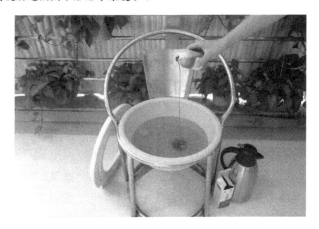

图 2-3-3 肛门中药熏洗的准备。

瘘瘘管较长的伤口在恢复前、中期要注意把纱布尽量往伤口尽头填塞,以起到引流通畅的作用;而后期填塞纱布无须过紧,可以留出适当的空间以利于肉芽生长。

(4)预防便秘或腹泻,避免排便用力、久蹲,预防上呼吸道感染引起的咳嗽,避免腹压增加导致伤口疼痛、出血等。

(5)防止大便干燥,避免硬便摩擦伤口加重疼痛、出血症状。

(6)加强营养支持治疗,以促进伤口愈合。

二、饮食调护

(一)饮食原则

肛肠疾病手术后 1~3 天可吃些易消化的半流质饮食,例如,粥、粉、面等,然后逐渐恢复正常饮食。要注意防止便秘或者腹泻,所以平时要多吃新鲜蔬菜、水果,避免吃辛辣、煎炒、肥腻等刺激性的食物,禁烟酒。

(二)饮食注意事项

术后防止便秘可多食用润肠通便的食物,如火龙果、香蕉(芭蕉)、猕猴桃、梨、黑芝麻糊、番薯、玉米、蜂蜜水、燕麦粥等。

肛门周围脓肿和肛瘘等术后伤口较大的患者要补充蛋白质,例如,牛奶、鱼、瘦肉等,平时还可以多食橙子、红提等富含维生素C的水果,以促进伤口愈合。伤口恢复前期多吃清热利湿的食物,例如,赤小豆土茯苓瘦肉汤、沙葛眉豆猪骨汤、胡萝卜茅根瘦肉汤等。伤口恢复后期可食用健脾祛湿类食物,例如,淮山胡萝卜排骨汤、淮山薏仁汤、陈皮炖瘦肉汤等。伤口恢复后期还可以根据个人体质,适当增强营养,促进伤口愈合。

三、居家功能锻炼

1.提肛运动

提肛运动是预防肛肠疾病的保健操,也是有助于肛肠术后肛门括约肌功能恢复的一种良好方法,它能促进肛周局部血液循环,改善括约肌功能,预防肛门松弛。具体的练习方法如下。

首先,集中思想,平稳呼吸,肛门用力收紧,向上提起并且收缩腹部,就像忍大便一样,用意念将肛门上提至脐部,屏住呼吸并保持提肛3~5秒,然后放松肛门,呼气。休息2~3秒再进行下一次。一提一放为一次,每组做30~50次或3~5分钟,每日2~3组,站着、坐着和躺着都可以做,坚持每天练习,持之以恒。

2.抬臀运动

抬臀运动可以增强腰、腹、臀、腿及盆腔肌肉的功能,增强这些部位的肌肉力量,提高会阴部括约肌的功能。具体的练习方法如下。

仰卧在床上,以头部和两足跟作为支点,抬高臀部,收缩会阴部肌肉,然后放下臀部,同时放松会阴部肌肉。每组反复做20次,每天早晚各一组。

3.揉腹推按

揉腹推按有助于肠道对食物的消化、吸收,改善大小肠的蠕动功能,起到促进排便的作用,预防和消除便秘的发生。具体的练习方法如下。

排空小便,双手叠加放在肚子上,围绕肚脐,从左到右以顺时针的方向进行推按。每天于睡前和早晨起床前进行，每天两次，每次80~100圈。

第4节 空肠造瘘管患者居家康复

空肠造瘘管是针对存在消化道梗阻、吞咽困难，无法进食或反复出现进食后恶心呕吐等症状的患者，需要长期进行肠内营养的途径。临床上空肠造瘘管留置时间长，而医院床位紧张，如果患者病情稳定，医生及护士在医院教会患者及家属造瘘管如何护理后，建议患者带管出院。多数患者及家属非专业的医护人员，在家中会遇到很多问题需要解决。

一、居家护理

空肠造瘘管需保持周围皮肤的清洁，观察造瘘管的使用情况，要做好造瘘管的日常护理，造瘘管的日常护理为每日护理一次。

(一)造瘘管日常换药

(📹 观看指导视频,方法见 P24)

(1)准备用物:黑色油性笔、胶布、开口纱布、换药包等(图 2-4-1)。

(2)洗手:日常护理前操作者要按照"七步洗手法"清洗双手,做好手部卫生,避免感染。("七步洗手法"参见小贴士)。

(3)去掉覆盖营养管的旧胶布(图 2-4-2)及敷料。

(4)观察:每次换药时都应观察造瘘管是否脱出,为了方便观察是否脱出,应在造瘘管进入皮肤的位置做标记(图 2-4-3),每次更换敷料时都要查看标记是否在原来的位置上,如果标记变模糊,要用标记笔重新标记。此外,还要评估造瘘管周围皮肤是否正常。

(5)清洁造瘘管周围皮肤:用纱布由内向外轻轻擦洗造瘘管周围的皮肤及营养管前段(图 2-4-4)。

(6)固定:待皮肤晾干之后,用清洁的开口纱布覆盖在造瘘管周

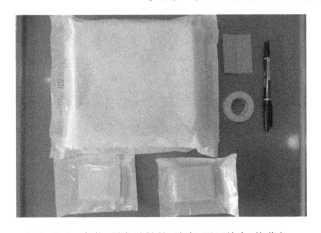

图 2-4-1　备物:黑色油性笔、胶布、开口纱布、换药包。

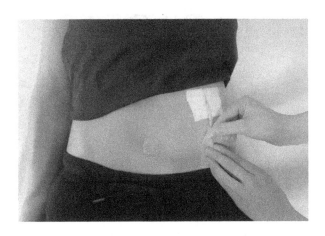

图 2-4-2　去掉旧胶布。

围(图 2-4-5),用纱布包裹造瘘管接口处,进行二次固定(管道二次胶布剪裁参考相关知识)。将营养管环形摆放在纱布上,用医用胶布横向粘贴,这样管道固定得更牢(图 2-4-6 和图 2-4-7)。

　　(7)撕去胶布背面的保护纸,将蝶形胶布的一侧贴于皮肤上(图 2-4-8 和图 2-4-9)。

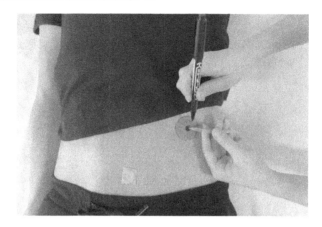

图2-4-3　用标记笔标记管道插入位置。

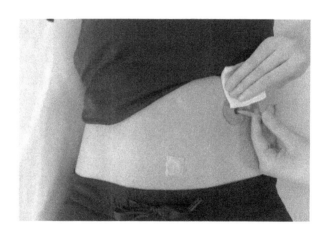

图2-4-4　清洁造瘘管周围皮肤及管道前端。

　　(8)将两块蝶形胶布中间的部分粘住管道,用手捏管道两侧的胶布,管道游离于皮肤上(图2-4-9)。

　　(9)将蝶形胶布的另一边贴在对侧皮肤上(图2-4-10)。

　　(10)将管道固定在方便穿脱衣服、裤子的腹壁皮肤上(图2-4-11)。

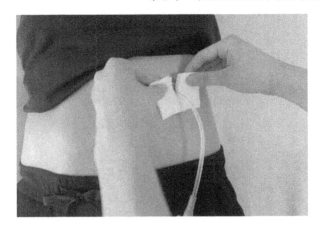

图 2-4-5 用开口纱布覆盖管口周围。

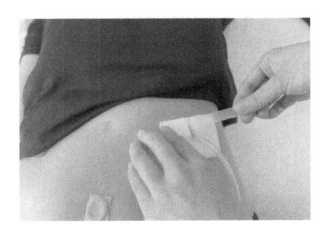

图 2-4-6 横向粘贴纱布。

(11)用无菌纱布包裹管道输注口(图 2-4-12)。

(12)用胶布粘紧管道口的纱布。

(13)用胶布将管道下端口固定于方便穿脱衣服、裤子腹壁的皮肤上(图 2-4-13)。

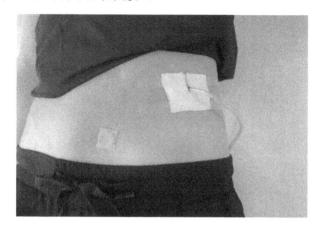

图 2-4-7　两条胶布固定纱布。

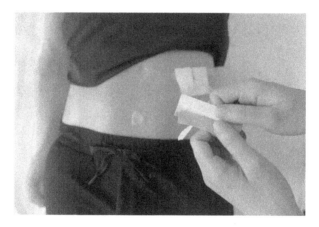

图 2-4-8　撕开蝶形弹力胶布保护纸的一半。

（14）固定好的造瘘管（图 2-4-14）。

注意事项：

（1）去掉覆盖造瘘管的旧胶布时，松开胶布边缘，用一只手摁住皮肤，将皮肤轻轻往下压，另一只手缓慢轻柔分离胶布，直至胶布完全移除。造瘘管周围皮肤长期被敷料及胶布覆盖，皮层变薄，皮肤脆

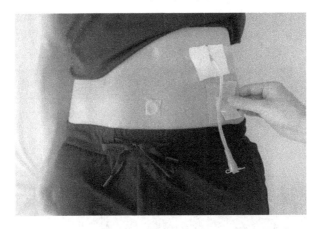

图 2-4-9　先将蝶形胶布一半贴于皮肤上,中间贴在管道上。

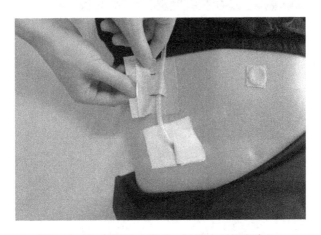

图 2-4-10　蝶形胶布的另一边贴在对侧皮肤上。

弱,若用力撕扯胶布,易导致皮肤损伤。

(2)若出现造瘘管周围皮肤破损,可用棉签蘸取适量的氧化锌软膏,涂抹在造瘘管周围的皮肤上。

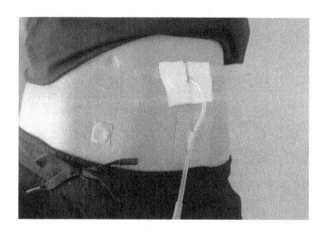

图 2-4-11 将管道固定在腹壁合适的位置上。

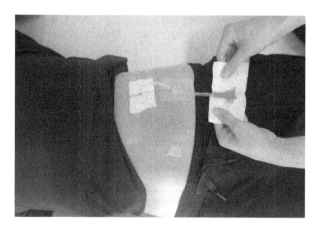

图 2-4-12 用无菌纱布包裹管道输注口。

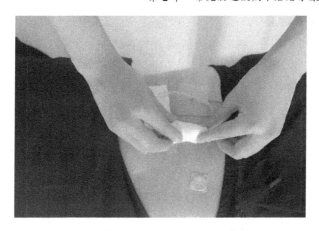

图 2-4-13　用胶布将管道下端口固定于腹壁上。

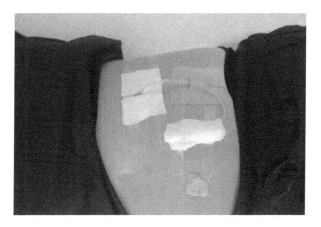

图 2-4-14　用胶布将管道口固定于腹壁上,固定好管道。

(二)造瘘管观察护理要点

1.空肠造瘘管适用范围

幽门梗阻,十二指肠瘘,胃肠吻合口瘘,营养不良,食管狭窄,急性重型胰腺炎术后短期内不能进食者等。

2.观察要点

(1)防止扭曲,随时检查造瘘管是否扭曲,特别是在翻身时更应注意。

(2)保持管道通畅,每次注入营养液或药物前后需用 30~50mL 温开水进行冲管,防止注入的营养物存积导管引起阻塞及腐蚀导管、并滋生细菌。输完后不能平卧,以免造成营养液反流致管道阻塞,将造瘘管末端反折,使用纱布包裹,妥善固定,防止污染及减少摩擦。

(3)每天观察管道标记,识别管道是否移位,使用黏性胶布将造瘘管二次固定于腹壁完好皮肤处,避免管道脱出。

小贴士

1.七步洗手法

利用肥皂(洗手液)和流动水,按照七步洗手法洗手可以有效清除手部污物和细菌,预防接触感染。洗手前应取下手上的手表及戒指等饰物,洗手范围包括双手、手腕、手肘下 1/3 处,此外也应注意指尖及指缝处,搓揉时间至少在 15 秒以上。

步骤

第一步:掌心对掌心搓擦。

第二步:右手掌心对左手背,手指交叉并搓擦,反之亦然。

第三步:掌心对掌心,手指交错搓擦。

第四步:左手握拳,指背在右掌心,右手平握搓擦左指背,反之亦然。

第五步:右手掌握住左手大拇指旋转搓擦,反之亦然。

第六步:右手手指并拢放在左手掌心向前、向后旋转搓擦,反之亦然。

第七步:右手握住左手腕旋转搓擦,反之亦然。

2.剪胶布的方法

(1)剪一段约 7cm 的胶布(约食指长度)(图 2-4-15)。

(2)将胶布纵向折叠(图 2-4-16)。

(3)从折叠处两端分别剪约 2.5cm(图 2-4-17)。

(4)分别在剪至 2.5cm 处再横向剪约 1cm(图 2-4-18)。

(5)完成剪裁(图 2-4-19)。

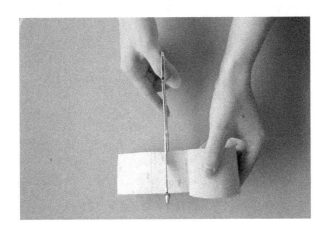

图 2-4-15 剪一段约 7cm 的胶布。

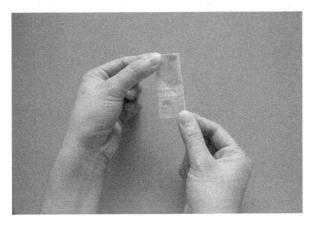

图 2-4-16 将胶布纵向折叠。

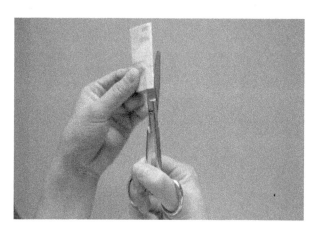

图 2-4-17 从折叠处两端分别剪约 2.5cm。

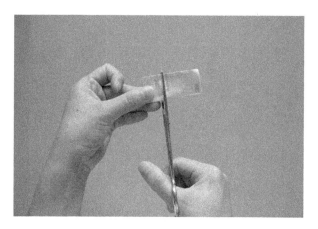

图 2-4-18 分别在剪至 2.5cm 处再横向剪约 1cm。

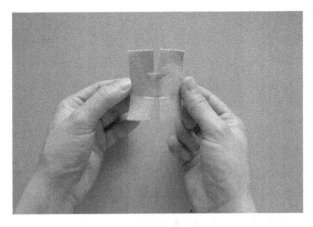

图 2-4-19　完成剪裁。

二、饮食调护

患者不能经口咀嚼进食,完全需要管饲,对饮食的要求很高,饮食配方应经过专业医生指导,可在家根据配方制作饮食。

(一)常用的肠内营养制剂配方

(1)氨基酸型:特点为无须消化,直接吸收,口感差,适用人群为消化、吸收功能有损害或障碍的患者。

(2)短肽型:特点为无须消化,直接吸收,口感差,适用人群为消化、吸收功能有损害或障碍的患者。

(3)整蛋白型:特点为消化后才能吸收,口感好,适用人群为消化吸收功能基本正常的患者。

(二)常见管饲进食的方式

(1)一次性滴注:用营养输注管通过造瘘管一次性滴入,进食间隔相当于正常饮食的间隔,每次 200~400mL。大部分患者首次滴注时耐受性差,易引起胃肠道反应,如腹泻、腹痛、腹胀、恶心等,或者因反流引起呼吸道误吸,滴注时需要严密观察,出现不适时,建议减慢输注速度或暂停输注。

(2)间歇重力滴注:将制作好的膳食置于专用营养袋或吊瓶内,通过肠内营养输液器连接造瘘管,缓缓滴注(30mL/min),每次持续30~60分钟,每次250~500mL,每天4~6次。如患者胃肠道功能正常或病情不严重时,多数可以耐受。此种方式的优点相当于正常人饮食间隔时间,推荐使用。

(3)连续输注:连接方式同间歇重力滴注,需要使用输注泵,持续时间较长,需要12~24小时输注。速度应由慢到快,根据患者耐受情况逐渐增加,不使用输注泵时,可借重力连续滴注。

(三)造瘘管管饲饮食护理要点

要点1:管饲前先回抽胃液,确保管道位置正确才能注入食物。

要点2:必须充分磨碎食物,药物加水稀释后才能注入管道,避免引起堵塞。

要点3:注意口腔护理,因患者不能进食,易造成口腔、牙齿处细菌、真菌滋生及口唇干裂。要求患者在家每天刷牙两次或进行口腔护理两次,口唇涂润唇膏。

要点4:观察是否发生腹泻,了解发生腹泻的原因并学会预防腹泻。

1.发生腹泻可能的原因

(1)患者本身的原因:乳糖不耐受、低蛋白血症、脂肪酶不足等。

(2)与营养制剂相关:如脂肪比例高、高渗透压配方、食物污染等。

(3)管饲液浓度过高,输注速度过快,温度太冷或太热等。

(4)其他因素:如抗生素造成的肠道菌群紊乱、感染发热、低蛋白血症引起肠壁水肿等。

2.预防腹泻的措施

(1)保证管饲营养液及输注用具清洁,注意手卫生,避免污染食物。

(2)制作好的食物放置于4℃的冰箱内暂时存储,并于24小时内用完,在室温下不超过8小时,避免细菌污染。

(3)开始输注营养液时,遵循速度由慢到快,浓度由低到高的原则,首次输注量不宜过多,避免引起肠道反应。

(4)输注的营养液温度低于室温时可应用恒温器进行加温,减轻肠道反应。

(5)选择合适的营养制剂。

要点 5:观察是否发生了便秘,了解发生便秘的原因及学会预防。

1.发生便秘的原因

(1)长期卧床,肠蠕动减弱。

(2)床上排便习惯改变。

(3)无力排便。

(4)肠内营养制剂含膳食纤维少。

(5)低钾导致肠麻痹。

2.预防便秘的措施

(1)勤翻身、叩背。

(2)抬高床头。

(3)无腹部按摩禁忌者按摩腹部,急腹症者禁止按摩。

(4)选用含有膳食纤维的肠内营养剂。

要点 6:观察是否发生腹胀,了解发生腹胀的原因及学会防范。

1.发生腹胀的原因

(1)肠道排空障碍。

(2)感染时毒素作用引起肠麻痹。

(3)使用抗生素可能会扰乱肠道菌群平衡,导致细菌过量繁殖,容易产生胀气。

2.腹胀的防范措施

(1)无腹部按摩禁忌者按摩腹部,急腹症者禁止按摩。

(2)合理使用抗生素。

(3)适当运动,选择合适的运动项目锻炼身体,提高机体抵抗力,防止感染。

(四)管饲的体位护理

长期使用造瘘管管饲饮食的患者,管饲时体位有严格的要求,合适的体位可以减少并发症的发生。

1.造瘘管管饲的体位

(1)床头抬高 30°~45°。

(2)半坐卧位。

(3)端坐位。

2.造瘘管管饲后的体位

管饲进食后不能马上平卧,无其他疾病禁忌证情况下可将床头抬高或半坐卧位或端坐位,保持半小时至 1 小时,也可以站立行走,预防并发症。

3.管饲体位不当引发的并发症

造瘘管管饲时体位不当,如果管饲时平卧,或管饲后马上平卧,有可能发生以下并发症。

(1)胃潴留。

(2)胃反流。

(3)误吸。

4.发生胃肠反流导致误吸时的处理措施

(1)立即停止管饲进食,尽快抬高床头或端坐卧位或站立。

(2)鼓励患者咳嗽,吐出口腔内及咽喉部所有食物。

(3)协助患者拍背。

(4)严重者呼叫 120 急救。

(五)注食器注食

1.准备用物

准备 50mL 注食器、注食食物、纸巾(图 2-4-20)。

2.步骤

(1)注食前,先回抽造瘘管,确认是否在空肠内(图 2-4-21)。方法:注食前回抽观察胃肠内容物(回抽的内容物需再注回)。

(2)观察胃肠内容物残余量。将注食器接到造瘘管开口,回抽肠内容物后,观察胃肠内容物残余量。若残余量大于 500mL 或前一次管饲量的 50%,宜休息 30 分钟后再注食;若残余量小于 50mL,即可

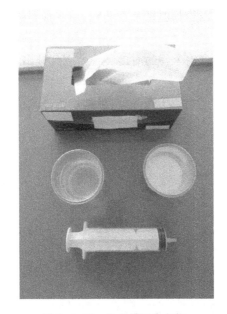

图 2-4-20　注食器注食备物。

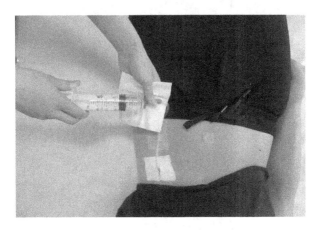

图 2-4-21　回抽胃肠内容物。

开始注食。

(3)确认可注食后,应将胃肠的内容物重新灌入空肠中。

(4)测试注食内容物温度是否适宜,用注食器抽取流质(图2-4-22)。

(5)将抽取注食内容物的灌食器残余空气排出,避免空气进入胃肠内,导致胀气。

(6)将注食器接于造瘘管开口,进行缓慢推注(图2-4-23),并询问患者有无不适反应。

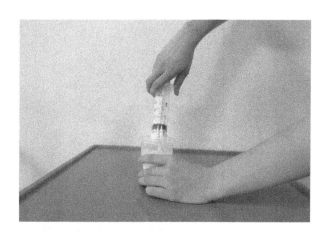

图2-4-22 注食器抽取流质。

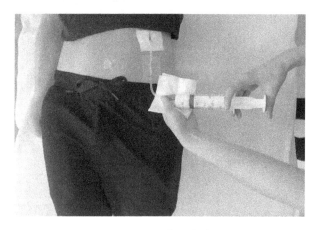

图2-4-23 推注流质。

(7)待全部的食物注入完毕后,再注入约 20~50mL 的温开水,防止造瘘管道阻塞或食物残留在管壁上。

(8)注入完毕后,用纸巾将造瘘管道接口擦拭干净,并将管口盖好(图 2-4-24)。

(9)注食药物、食物的准备须知。

● 注食药物需将药物完全磨碎,加入水温为 38~40℃的温开水,充分溶解再进行注食。

● 有些家庭会自制食物,建议一次制作一天的量,若制作太多易导致食物不新鲜。配置好的注食食物放于冰箱存储,待使用时只需拿取所需用量加热注食即可。

● 采用配方牛奶、奶粉一次只冲泡所需的量,新鲜牛奶只倒出需要的量加热,剩余量放入冰箱中冷藏。

(10)注意事项。

● 疾病禁忌证情况下,建议注食体位采取抬高床头 30°~45°或端坐位。

● 造瘘管使用一段时间后,建议每周使用雪碧清洗管道污垢或食物残渣,若为糖尿病患者,建议使用小苏打。

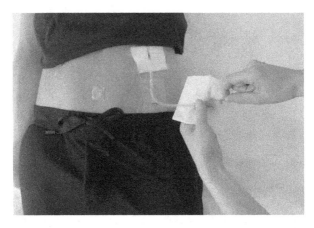

图 2-4-24　封闭造瘘管管口。

(六)输注管滴注

1.准备用物

准备流质、营养袋、营养泵、加热器、注食器、温开水、小方巾或纱棉等(图 2-4-25)。

2.步骤

(1)注食前,先回抽营养管,确认是否在空肠内。

(2)取出营养袋后,应先将营养袋开关关闭,再将流质倒入袋中(图 2-4-26 和图 2-4-27)。

(3)将营养袋管道剩余空气排出,避免空气进入胃肠内导致胀气,引起不适,并将营养袋管道固定在营养泵上(图 2-4-28 和图 2-4-29)。

(4)将营养袋管道接口与造瘘管接口妥善连接(图 2-4-30)。

(5)将加热器固定在营养袋管道前端,并用小方巾或纱棉将加热器包裹,防止烫伤患者(图 2-4-31 和图 2-4-32)。

(6)调节好营养泵的数值(包括输注总量、速度等),并启动。

(7)待全部食物输注完毕后,再往营养袋中倒入 50~100mL 温开水继续输注,以防造瘘管道阻塞或食物残留在管道壁上。

(8)注意事项。

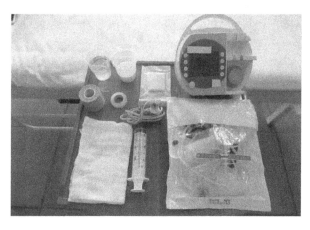

图 2-4-25 输注管滴注备物。

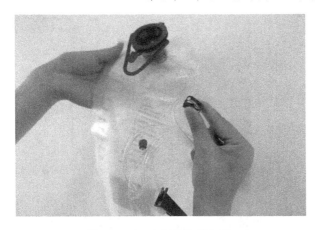

图 2-4-26　夹闭输注管夹子。

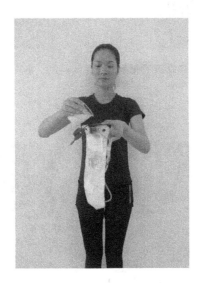

图 2-4-27　倒流质到营养袋。

● 每次灌注完,营养袋都应清洗晾干后保存,避免阳光直晒,并且在有效期内使用。

● 每次注食前应检查营养袋是否完好,无破损、无变形。

检查方法:将约 500mL 白开水倒入营养袋中并排气,检查是否

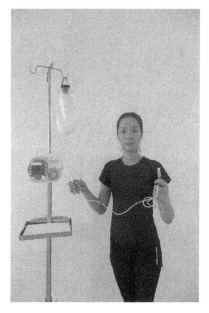 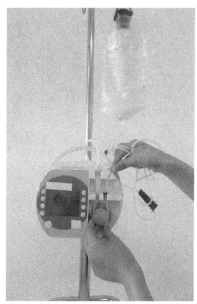

图 2-4-28 将营养袋挂在输液架上，排气。　　**图 2-4-29** 将输注管安装在营养泵上。

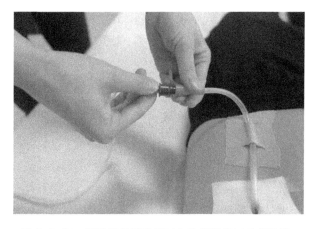

图 2-4-30 将营养袋管道接口与造瘘管接口妥善连接。

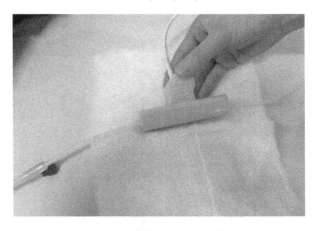

图 2-4-31 将加热器固定在营养袋管道前端。

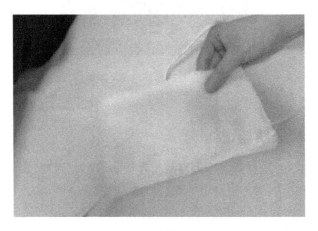

图 2-4-32 用纱棉包裹加温器。

有水珠渗出,若有水珠从袋子或管道中渗出,则说明营养袋已破损,需更换新的营养袋。

● 营养泵及加热器应轻拿轻放,每次使用前应接通电源检查是否完好,并且定期联系厂家检测设备,以确保每次安全使用。

● 有条件者可备移动输液架,方便患者在灌注过程中下床活动(图 2-4-33)。

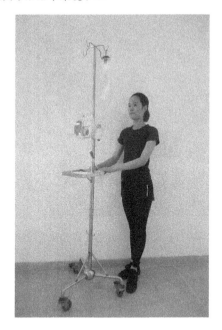

图 2-4-33 患者推输液架下床活动。

三、居家功能锻炼

留置空肠造瘘管的患者容易出现便秘、腹泻、腹痛、腹胀等消化不良肠道症状,为促进肠道消化和吸收、加快肠道蠕动,可以进行一些功能锻炼,促进肠功能恢复。在进行锻炼时,应妥善固定空肠造瘘管,避免牵拉、扭曲或脱出。

1.腹部按摩操

仰卧于床上,右手放于左手之上,掌心向腹侧,围绕肚脐顺时针推按 20~30 圈,动作和缓有力,每日早晚各一次,按摩时要避开造瘘管。

2.腹式呼吸操

仰卧于床上,松开腰带,放松身体,由鼻慢慢吸气,吸气时鼓起腹部,用口缓缓呼气,呼气时收缩腹部,一呼一吸为 1 次,每分钟呼吸 4

次,做 5 分钟。做腹式深呼吸时间长短也可由个人掌握,可与胸式呼吸相结合。

3.腹部运动操

(1)拍掌。站立,双手自然下垂,双腿分开与肩同宽,运用腹式呼吸,同时双手拍掌,刺激手掌有助加速血液循环,共拍 20 下。

(2)提膝。站立,提膝与手肘轻碰,对腹部施压,促进肠内空气移动,帮助排气,左右膝轮流抬,共做 20 次。

(3)转腰。站立,两腿分开,张开双手并抬起,顺时针转腰 10 圈,逆时针转腰 10 圈。

(4)扭腰。站立,双手叉腰,顺时针扭腰 10 圈,逆时针扭腰 10 圈。

(5)弯腰。站立,两腿分开,双手交叉放于胸前,弯腰 5 次,注意弯腰时收紧腹部。

第**3**章　居家中医保健

中医的保健方法多种多样,下面介绍几种有利于肠道术后康复的中医保健方法,患者出院后在居家康复阶段,可以针对自身的具体情况,运用一些中医保健方法,促进康复,早日回归正常的工作和生活。

一、养生操

(一)八段锦

八段锦功法起源于北宋,是我国传统保健气功功法,简单易学,效果显著,具有强身健体之效,"强身"则提升脏腑功能,"健体"则强健肢体。清末《新出保身图说·八段锦》将八段锦的功法特点及其功效以歌诀形式总结为:"两手托天理三焦,左右开弓似射雕;调理脾胃须单举,五劳七伤往后瞧;摇头摆尾去心火,两手攀足固肾腰;攒拳怒目增气力,背后七颠百病消。"

锻炼八段锦时要注意:①调整呼吸,注意呼吸节奏,频率宜慢和深;②调心,心神平静安宁;③动作,动作缓慢柔和。八段锦不仅对调理脏腑功效显著,更可以锻炼我们的颈部、腰背部及四肢肌群,增进健康,快点行动起来吧!

(二)耳穴按摩操

耳穴按摩是一种防病治病的中医外治法,早在古代养生法中就有此法。耳郭上有两百多个常用穴位,人体的四肢百骸、五脏六腑均可在耳朵上找到相应的反射区,所以长期坚持进行耳穴按摩可以起到调整身体阴阳平衡、提高人体免疫力、防病延年的作用。

(1)提拉耳尖法:用双手拇指、食指捏耳郭上部,先揉捏此处,然后再往上提揪,直至该处充血发热,反复提拉15~20次,此法可促进血液循环(图3-1)。

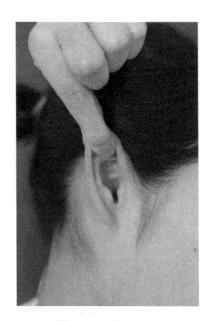

图3-1　提拉耳尖法。

(2)耳轮按摩提拉法:以拇指、食指沿耳轮上下来回按压、揉捏耳轮,由外到里使之发热发烫,然后手指捏住耳郭中部再向外拉耳朵15~20次(图3-2至图3-4)。

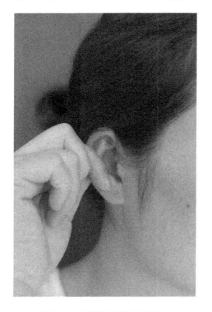

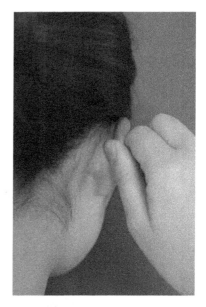

图 3-2   耳轮按摩(正面)。   图 3-3   耳轮按摩(背面)。

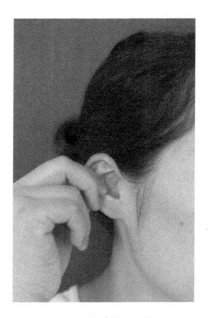

图 3-4   向外提拉耳轮。

（3）下拉耳垂法：先将耳垂揉捏、搓热，然后再向下拉耳垂 15~20 次，使之发热发烫（图 3–5 和图 3–6）。

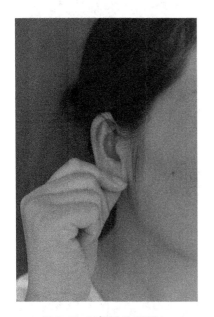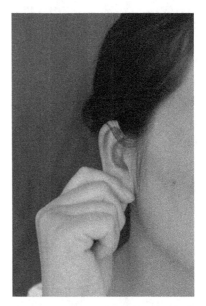

图 3–5　下拉耳垂（原位）。　　　　图 3–6　下拉耳垂（下拉）。

（4）按压耳屏：以食指按压耳屏，其余手指为握拳状，按压耳屏至外耳道完全封闭，后将食指快速抬离耳屏，反复做 30~50 下（图 3–7 和图 3–8）。

（5）揉耳：双手握拳状，将拇指放于耳后，拇指和食指捏住外耳郭，以顺时针揉动，反复揉 20~30 圈（图 3–9 和图 3–10）。

（6）耳周穴位按压法：中指放在耳前，食指放在耳后，两个手指都要用劲上下推动，推 40~50 次左右，可按压到耳周耳门、听宫、听会、翳风等穴位（图 3–11 和图 3–12）。

（7）用十指指腹或梳子梳头，于晨起或睡前进行，梳 60~100 次，以头皮微微发热为度（图 3–13 和图 3–14）。

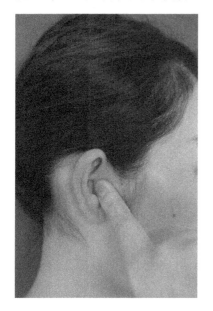

图 3-7　按压耳屏至外耳道。

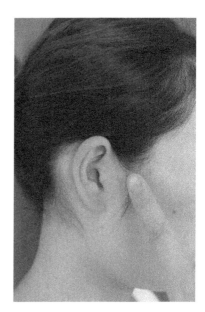

图 3-8　按压耳屏。

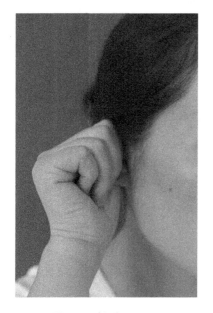

图 3-9　揉耳(正面)。

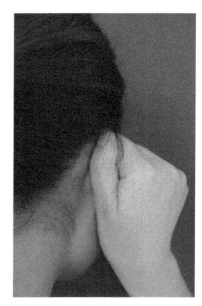

图 3-10　揉耳(背面)。

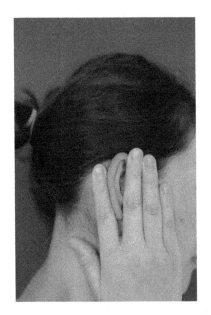

图 3-11　耳周穴位按压(上推)。

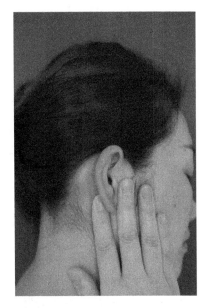

图 3-12　耳周穴位按压(下推)。

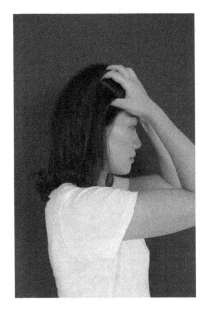

图 3-13　十指指腹梳头(动作一)。

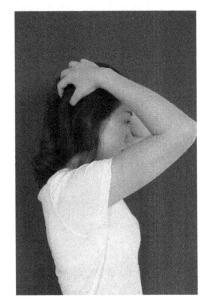

图 3-14　十指指腹梳头(动作二)。

注意事项：进行耳部按摩前一定要修剪指甲，按摩力度要和缓均匀，以防损伤耳部皮肤。

二、穴位按摩

穴位按摩是一种传统的防病治病方法，它以经络学为基础，应用不同手法作用于体表经络、腧穴，以激发经络之气，达到通经活络、调和气血、平衡阴阳、治病保健之效。此法因简单无创、安全可靠、疗效显著，在国内外应用广泛。

以下介绍一些利于肠道术后康复，以及日常保健常用的穴位及按摩手法。

1.揉丹田

丹田一般指下丹田，在脐下 1.5~3 寸区域（图 3-15）。

将双手搓热，用右手中间三指在脐下 3 寸处旋转按摩 50~60 次。常用此法有行气补气、填精补肾、调理三焦、防病益寿之效（图 3-16）。

2.搓大包

大包穴在侧胸部，腋中线上，第 6 肋间隙处（图 3-17）。

双手搓热，以一手掌摩擦对侧大包穴及胁肋部，双手交替各 30 次。常用此法有疏肝解郁、健脾理气、宽胸利肋之效（图 3-18）。

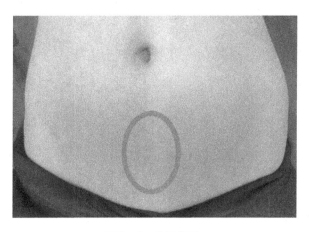

图 3-15　丹田位置。

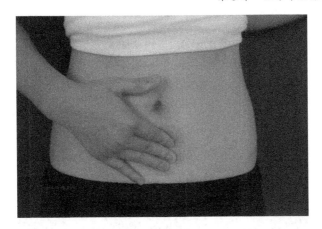

图 3-16 揉丹田。

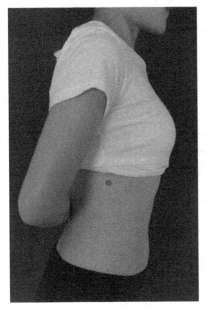

图 3-17 大包穴。

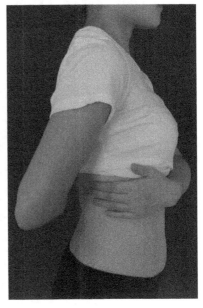

图 3-18 搓大包。

3.摩中脘

中脘穴在上腹部,前正中线上,当脐中上 4 寸(图 3-19)。

用双手搓热,重叠放在中脘穴处,顺时针按摩 30 次,逆时针按摩 30 次,常用此法有调理胃肠功能之效(图 3-20)。

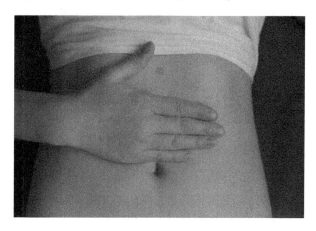

图 3-19 中脘穴。

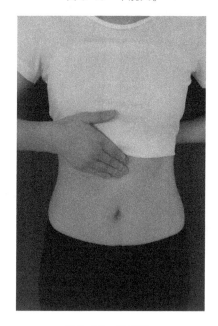

图 3-20 摩中脘。

4.搓肾俞

肾俞穴在腰部,第 2 腰椎棘突下,旁开 1.5 寸(图 3-21)。

先双手搓热,再以手掌放在同侧肾俞穴部位,上下摩擦 30 次,常用此法有固肾健体之效(图 3-22)。

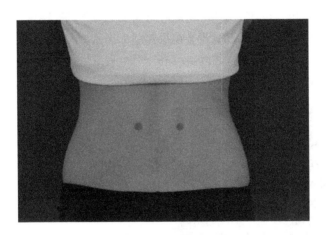

图 3-21　肾俞穴。

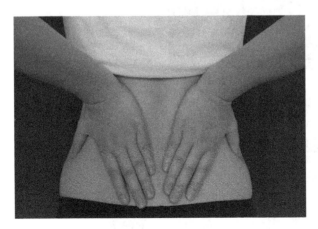

图 3-22　搓肾俞。

5.按涌泉

涌泉穴在足底部,卷足时足前部凹陷处,约相当于第 2、3 趾趾缝纹头尖端与足跟连线的前 1/3 与后 2/3 交点上,可见一凹陷,即为本穴(图 3-23)。

先将两手掌互相搓热,再用左手手掌摩擦右足涌泉穴,右手反之,反复按压穴位 30~50 次,以足心感觉发热为度(图 3-24)。此法适宜在临睡前或醒后进行。若能在操作前以温水泡脚,然后实施,则效果更佳。常用此法有养肾健脑、调肝健脾、安眠、改善血液循环、延年益寿之效。

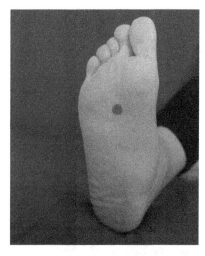

图 3-23 涌泉穴。

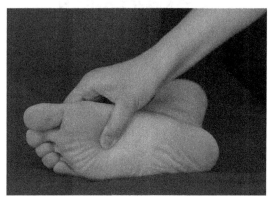

图 3-24 按涌泉。

三、艾灸保健

艾灸就是以艾叶为主要材料,借艾火的热力在身体表面施灸,以达到温经散寒、扶阳固脱、通络止痛、防病保健的目的。其操作简单、安全可靠、适应证广、疗效显著,深受老百姓喜爱。

艾灸可分为艾炷灸、艾条灸和温针灸,居家常用的是艾条灸。家庭艾灸物品准备一般可包括艾条、打火机(或火柴)、烟灰缸(图 3-25)。

1.肠道术后患者艾灸常用穴位

肠道术后患者一般伴有消化吸收功能减退及排泄功能紊乱,术后常用的艾灸保健穴位一般包括神阙、中脘、气海、关元、足三里、阴陵泉、上巨虚。

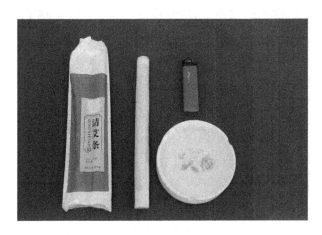

图 3-25 艾灸物品。

(1)神阙。位于脐正中处(就是常说的"肚脐眼")(图 3-26)。灸神阙有培元固本、回阳救逆、温补肾阳、利水固脱的作用。

(2)中脘。位于腹正中线脐上 4 寸处(图 3-27)。灸中脘有行气止痛、疏肝养胃、健脾消滞之效。

(3)气海。位于下腹部正中线,脐下 1.5 寸(图 3-28)。灸气海主治脏气虚惫,对胃肠道术后脏气虚弱有补益作用。

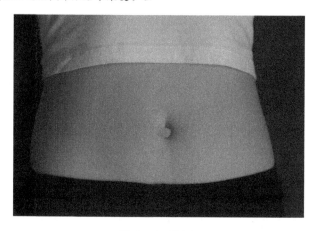

图 3-26 神阙。

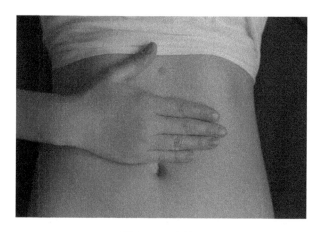

图 3-27 中脘。

(4)关元。位于脐下 3 寸处(图 3-29)。

灸关元有温阳补虚、补肾益气、通调下焦、延缓衰老之功。

(5)足三里。位于外膝眼下三寸,胫骨外侧约一横指处(图 3-30)。

足三里是保健要穴,常灸足三里不但对胃肠道术后患者的康复有促进作用,还可强健脾胃,提高人体抵抗力,起到延年益寿的作用。

(6)阴陵泉。位于小腿内侧,当胫骨内侧髁后下方凹陷处(图

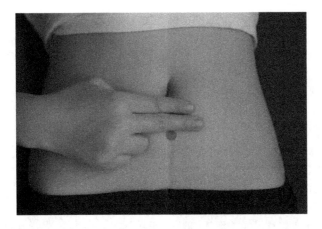

图 3-28　气海。

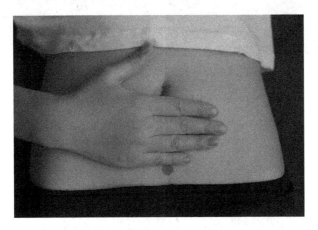

图 3-29　关元。

3-31)。

　　灸阴陵泉有清利温热、健脾理气、益肾调经、通经活络的作用,可促进肠道术后患者的康复。

　　(7)上巨虚。位于小腿前侧,当犊鼻下 6 寸,胫骨外侧一横指处(图 3-32)。

　　灸上巨虚可调肠和胃,调理肠胃气机,对术后腹胀、结肠炎等症

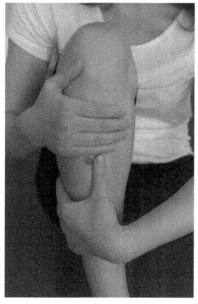

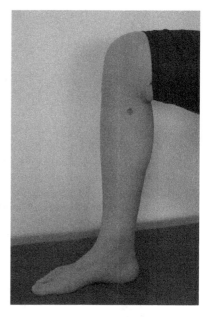

图 3-30　足三里。　　　　　　　图 3-31　阴陵泉。

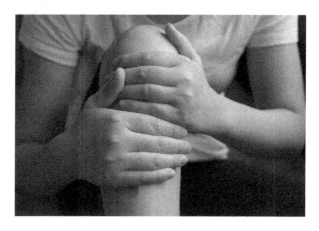

图 3-32　上巨虚。

状有改善作用。

2.艾灸注意事项

(1)以下情况不适宜艾灸。局部皮肤伤口未愈合、溃疡或损伤;极度疲劳、过饥过饱高热等;孕妇腰骶部不能灸。

(2)注意施灸温度的调节,可用食指和中指置于施灸部位的两侧,以感知施灸部位的温度,做到既不致烫伤皮肤,又能获得理想的艾灸效果。

(3)艾灸时要专心,以免艾条移动,移开施灸穴位或烫伤皮肤。

(4)要注意防火,艾灸时注意周围环境,远离易燃易爆物品,及时抖掉艾灰,以免艾灰掉落烫伤皮肤,艾灸完毕后要保证艾条完全熄灭,可将用后的艾条放进瓶口稍大于艾条的瓶子,以隔绝空气熄灭艾条。

(5)要掌握施灸的顺序,先背部后腹部,先上后下,先头身后四肢。艾灸后 1 小时内避免洗澡及喝冷饮。

(6)要注意保暖和防暑,注意室内温度的调节和保持空气新鲜。要防止晕灸,此情况虽然不多见,但被灸者若出现头晕眼花、恶心、面色苍白、出汗等症状,要立即停止艾灸,让其躺下休息,喝点温开水,经过休息和补水一般能缓解不适。

四、情志调护

人的情志也称情感,中医学称为七情、五志,是人在接触客观事物时精神、心理的综合反映。情志活动适度、调和、有节制,则利于身体各脏腑组织的生理功能。良好的心情有助于人体新陈代谢的平衡,利于疾病康复及防病保健。肠道术后引起的形体改变及躯体完整性的破坏可能导致患者心理状况的改变。例如,肠造口者改变了排便的方式,害怕别人会歧视自己,会产生自卑心理。而且部分患者面临癌症复发的风险,容易出现恐惧、抑郁、焦虑等情绪。术后患者往往不能承担既往的家庭及社会责任,心理落差很大,昂贵的医疗费用也给患者及其家庭带来了沉重的经济负担和心理压力。所以肠道术后患者常见的心理问题有抑郁、焦虑、自卑、依赖性等,中医七情中属忧、思、悲范畴,可运用以下方法调护情志。

（一）五音疗法

音乐能修养身心、辅助治病，已被中外许多学者公认。尤其是中国古典音乐，曲调温柔、音色平和、旋律优美，能使人忘却烦恼、开阔胸襟，从而益于身心健康。中医的经典著作《黄帝内经》曾提出"五音疗疾"的观点，认为五音（宫、商、角、徵、羽），对应五行（土、金、木、火、水），并与人的五脏和五种情志相连。如宫调式乐曲，悠扬沉静、淳厚庄重，有如"土"般宽厚结实，可入脾；商调式乐曲，高亢悲壮、铿锵雄伟，具有"金"之特性，可入肺；角调式乐曲，朝气蓬勃，生机盎然，具有"木"之特性，可入肝；徵调式乐曲，热烈欢快、活泼轻松，具有"火"之特性，可入心；羽调式音乐，凄切哀怨，苍凉柔润，如行云流水，具有"水"之特性，可入肾。中医的"五音疗疾"就是根据五种调式音乐的特性与五脏五行的关系来选择曲目，以调和情志、调理脏腑、平衡阴阳，达到保持气机动态平衡、维护人体健康的目的。

例如，平时多思多虑、多愁善感的人应多听宫调式乐曲。宫调乐曲悠扬沉静、温厚庄重，给人以浓重厚实的感觉。根据五音通五脏的理论，宫音入脾，对脾胃系统作用比较明显，可促进消化、滋补气血、旺盛食欲，同时能够安定情绪、稳定神经系统。这类音乐如《秋湖月夜》《闲居吟》等。又如，遇到挫折、极度痛苦压抑时，应听角调式音乐，如《江南好》《胡笳十八拍》，此类乐曲生机蓬勃，能以肝木的蓬勃朝气制约脾土的极度压抑，使其从痛苦抑郁中解脱出来。

根据肠道术后患者的心理及生理特点，可多听以上举例的宫调及角调乐曲，音乐治疗每日 2~3 次，每次以 30 分钟左右为宜。最好戴耳机，免受外界干扰。治疗中不能总重复一首乐曲，以免久听生厌。治疗的音量应掌握适度，一般以 70 分贝以下疗效最佳。

（二）中医调志摄神

调志摄神，即在人的精神或情绪将要或已经发生异常时，采取适当的方法，从而使情志回归正常状态的养生法。以下介绍几种常用方法。

1.移情法。通过一些方法改变人的情绪和意志,或者改变环境,可以从不良的情绪中脱离出来。

(1)琴棋书画移情。根据个人的爱好,选择自己喜欢的活动,如琴、棋、书、画、养鱼、种花等,分散注意力,舒缓身心,达到情志平衡的状态。

(2)运动移情。运动不仅可以增强生命的活力,而且能有效地把不良情绪发散出来,使机体趋于平衡。当情绪沮丧、郁闷时,不妨转换环境,转移注意力,参加一些力所能及的文体活动或体力劳动。肠道术后患者可选适当的运动方式,如八段锦、太极拳、快步走等。长期患病的人,尤为需要运动移情法疏解。

2.开导法。是指通过交谈,用易懂的道理劝说、引导,使患者主动解除消极情绪的一种调畅情志的方法。

常用的开导方法有解释、鼓励、安慰、保证。解释是开导的基本方法,是使患者明白事理,以理制情,从而保证正确的心态;鼓励、安慰、保证是帮助患者消除疑虑、建立信任和树立信心的具体方法。

3.疏泄法。指运用科学的方法将不良情绪发泄出去,以调整心态,使之平衡。中医认为"郁者发之""结者散之",患者可以通过与家人或朋友倾诉或谈话,将心中郁积的苦闷、压力或悲伤说出来。还可以通过唱歌、赋诗作文、哭泣等,将不良的情绪发泄出来。

第 **4** 章　生活评估量表

一、生活质量核心量表

		是	否
1.当你做一些费力的动作时,如搬运较重的购物袋或旅行箱,是否感到困难?		1	2
2.长途步行你是否感到困难?		1	2
3.在屋外短途散步,你是否感受到困难?		1	2
4.你是否在日间的大部分时间卧在床上或靠在椅子上?		1	2
5.你是否需要别人协助吃饭、穿衣、洗澡或上厕所?		1	2

在过去的一周内:	没有	稍有	较多	极多
6.你是否觉得你的工作或日常活动受到限制?	1	2	3	4
7.你是否觉得你喜欢的或其他的闲暇活动受到限制?	1	2	3	4
8.你有过气促吗?	1	2	3	4
9.你有疼痛吗?	1	2	3	4
10.你曾需要休息吗?	1	2	3	4
11.你难以睡眠吗?	1	2	3	4
12.你曾感到虚弱吗?	1	2	3	4
13.你曾感到缺乏食欲吗?	1	2	3	4
14.你曾感到恶心吗?	1	2	3	4
15.你曾呕吐过吗?	1	2	3	4
16.你曾有过便秘吗?	1	2	3	4
17.你曾有过腹泻吗?	1	2	3	4

(待续)

（续表）

在过去的一周内：				没有	稍有	较多	极多
18.你感到疲乏吗？				1	2	3	4
19.疼痛妨碍了你的日常生活吗？				1	2	3	4
20.你难以集中精力做事吗？				1	2	3	4
21.你曾感到紧张吗？				1	2	3	4
22.你有担心吗？				1	2	3	4
23.你感到易怒吗？				1	2	3	4
24.你感到压抑吗？				1	2	3	4
25.你感到记事困难吗？				1	2	3	4
26.你的身体状况或医疗情况妨碍了你的家庭生活吗？				1	2	3	4
27.你的身体状况或医疗情况妨碍了你的社交活动吗？				1	2	3	4
28.你的身体状况或医疗情况导致你经济困难吗？				1	2	3	4
以下问题，请在1到7间圈出最适于你的号码：							
	很差						极好
29.你怎样评价你过去一周内的总体健康情况？	1	2	3	4	5	6	7
30.你怎样评价你过去一周的总体生命质量？	1	2	3	4	5	6	7

二、胃肠道症状评估量表（GSRS）

过去一周是否有以下症状	评分						
	完全没有	稍微有	少量有	中等程度	较明显不适	比较严重	特别严重
1　上腹痛	1	2	3	4	5	6	7
2　胸部不适	1	2	3	4	5	6	7
3　反酸	1	2	3	4	5	6	7
4　饥饿痛	1	2	3	4	5	6	7
5　恶心	1	2	3	4	5	6	7
6　肠鸣音	1	2	3	4	5	6	7
7　腹胀	1	2	3	4	5	6	7
8　咽喉部不适	1	2	3	4	5	6	7
9　口气	1	2	3	4	5	6	7
10　小便异味	1	2	3	4	5	6	7
11　便秘	1	2	3	4	5	6	7
12　腹泻	1	2	3	4	5	6	7
13　大便稀	1	2	3	4	5	6	7
14　大便干结	1	2	3	4	5	6	7
15　有便意需立即排便	1	2	3	4	5	6	7
16　里急后重	1	2	3	4	5	6	7
合计							

三、基本生活活动能力(ADL)评估量表

项目	评定日期				得分	得分	得分	得分	得分
	评分标准								
	完全独立	需部分帮助	需极大帮助	完全依赖					
进食	10	5	0	–					
洗澡	5	0	–	–					
修饰	5	0	–	–					
穿衣	10	5	0	–					
控制大便	10	5	0	–					
控制小便	10	5	0	–					
如厕	10	5	0	–					
床椅转移	15	10	5	0					
平地行走	15	10	5	0					
上下楼梯	10	5	0	–					
总分									
自理能力分级 *									

* 自理能力分级

自理能力等级	等级划分标准	需要照护程度
重度依赖	总分 ≤40 分	全部需要他人照护
中度依赖	总分 41~60 分	大部分需他人照护
轻度依赖	总分 61~99 分	少部分需他人照护
无须依赖	总分 100 分	无须他人照护

基本生活活动能力(BADL)量表(Barthel 指数)评定细则

1.进食

用合适的餐具将食物由容器送到口中,包括用筷子(勺子或叉子)取食物、对碗(碟)的把持、咀嚼、吞咽等过程。

10 分:可独立进食

5 分:需部分帮助

0 分:需极大帮助或完全依赖他人,或者留置胃管

2.洗澡

5 分:准备好洗澡水后,可自己独立完成洗澡过程

0 分:在洗澡过程中需他人帮助

3.修饰

包括洗脸、刷牙、梳头、刮脸等。

5 分:可自己独立完成

0 分:需他人帮助

4.穿衣

包括穿(脱)衣服、系扣子、拉拉链、穿(脱)鞋袜、系鞋带等。

10 分:可独立完成

5 分:需部分帮助

0 分:需极大帮助或完全依赖他人

5.控制大便

10 分:可控制大便

5 分:偶尔失控,或者需由他人提示

0 分:完全失控

6.控制小便

10 分:可控制小便

5 分:偶尔失控,或者需由他人提示

0 分:完全失控,或者留置导尿管

7.如厕

包括去厕所、解开衣裤、擦净、整理衣裤、冲水等过程。

10 分:可独立完成

5 分:需部分帮助

0 分:需极大帮助或完全依赖他人

8.床椅转移

15 分:可独立完成

10 分:需部分帮助

5 分:需极大帮助

0 分:完全依赖他人

9.平地行走

15 分:可独立在平地上行走 4~5 米

10 分:需部分帮助

5 分:需极大帮助

0 分:完全依赖他人

10.上下楼梯

10 分:可独立上下楼梯

5 分:需部分帮助

0 分:需极大帮助或完全依赖他人

四、抑郁自评量表测试(SDS)

抑郁自评量表共有 20 个题目,分别列出了有些人可能会有的问题。请仔细阅读每一条目,然后根据最近一星期以内你的实际感受,选择一个与你的情况最相符合的答案。A 表示没有该项症状,B 表示小部分时间有该症状,C 表示相当多的时间有该症状,D 表示绝大部分时间或全部时间有该症状。

请你不要有所顾忌,应该根据自己的真实体验和实际情况来回答,不要花费太多的时间去思考,应顺其自然,根据第一印象给出判断。

　　注意：测验中的每一个问题都要回答，不要遗漏，以避免影响测验结果的准确性。

测试题目：

1.我觉得闷闷不乐，情绪低沉。

　　A.很少　B.小部分时间　C.相当多的时间　D.绝大部分时间

2.我觉得一天之中早晨最好。

　　A.很少　B.小部分时间　C.相当多的时间　D.绝大部分时间

3.我一阵阵哭出来或觉得想哭。

　　A.很少　B.小部分时间　C.相当多的时间　D.绝大部分时间

4.我晚上睡眠不好。

　　A.很少　B.小部分时间　C.相当多的时间　D.绝大部分时间

5.我吃得跟平常一样多。

　　A.很少　B.小部分时间　C.相当多的时间　D.绝大部分时间

6.我与异性密切接触时和以往一样感觉。

　　A.很少　B.小部分时间　C.相当多的时间　D.绝大部分时间

7.我发觉我的体重在下降。

　　A.很少　B.小部分时间　C.相当多的时间　D.绝大部分时间

8.我有便秘的痛苦。

　　A.很少　B.小部分时间　C.相当多的时间　D.绝大部分时间

9.我的心跳比平时快。

　　A.很少　B.小部分时间　C.相当多的时间　D.绝大部分时间

10.我无缘无故地感到疲乏。

　　A.很少　B.小部分时间　C.相当多的时间　D.绝大部分时间

11.我的头脑跟平常一样清楚。

　　A.很少　B.小部分时间　C.相当多的时间　D.绝大部分时间

12.我觉得经常做的事情并没有困难。

　　A.很少　B.小部分时间　C.相当多的时间　D.绝大部分时间

13.我觉得不安而平静不下来。

　　A.很少　B.小部分时间　C.相当多的时间　D.绝大部分时间

14.我对将来抱有希望。

    A.很少   B.小部分时间   C.相当多的时间   D.绝大部分时间

15.我比平常容易生气激动。

    A.很少   B.小部分时间   C.相当多的时间   D.绝大部分时间

16.我觉得做出决定是容易的。

    A.很少   B. 小部分时间   C.相当多的时间   D.绝大部分时间

17.我觉得自己是个有用的人,有人需要我。

    A.很少   B.小部分时间   C.相当多的时间   D.绝大部分时间

18.我的生活过得很有意思。

    A.很少   B.小部分时间   C.相当多的时间   D.绝大部分时间

19.我认为如果我死了,别人会生活得好些。

    A.很少   B.小部分时间   C.相当多的时间   D.绝大部分时间

20.平常感兴趣的事我仍然会感兴趣。

    A.很少   B.小部分时间   C.相当多的时间   D.绝大部分时间

    计分:正向计分题 A、B、C、D 按 1、2、3、4 分计分;反向计分题按 4、3、2、1 分计分。

    反向计分题号:2、5、6、11、12、14、16、17、18、20。

    总分乘以 1.25,四舍五入取整数即得标准分,标准分分数越高,表示这方面的症状越严重。一般来说,标准分低于 50 分为正常;标准分在 50~59 分为轻至中度抑郁;标准分在 60~69 分为中至重度抑郁;标准分大于等于 70 分为重度抑郁。阴性项目数表示被测者在多少个项目上没有反应,阳性项目数表示被测者在多少个项目上有反应。

五、焦虑自评量表(SAS)

    焦虑自评量表是由美国杜克大学 WK. Zung 于 1971 年编制。它是广泛应用于精神科临床、精神卫生调查和心理咨询实践中的焦虑状态筛选和诊断的主要工具之一,具有良好的信效度。该量表共包括 20 个题目,让被测者采用四级评分对这 20 个题目与自身状况的符合程度进行评定,最后根据被测者所得总分,换算成标准分,对照全国常模来评定被测者的焦虑程度。

本量表适用于各种职业、文化阶层及年龄段的正常人或有心理障碍的患者。它能够较为准确而迅速地反映出被测者个人主观感受到的焦虑程度,可用于被测者了解自身焦虑状况,也可用于焦虑症患者治疗前后的情况比较。

测试题目:

1.我觉得比平常容易紧张或着急。

    A.没有或很少 B.有时 C.大部分时间 D.绝大部分时间

2.我无缘无故地感到害怕。

    A.没有或很少 B.有时 C.大部分时间 D.绝大部分时间

3.我容易心里烦乱或觉得惊恐。

    A.没有或很少 B.有时 C.大部分时间 D.绝大部分时间

4.我觉得我可能将要发疯。

    A.没有或很少 B.有时 C.大部分时间 D.绝大部分时间

5.我觉得一切都好,也不会发生什么不幸。

    A.没有或很少 B.有时 C.大部分时间 D.绝大部分时间

6.我手脚发抖打战。

    A.没有或很少 B.有时 C.大部分时间 D.绝大部分时间

7.我因为头痛、颈痛和背痛而苦恼。

    A.没有或很少 B.有时 C.大部分时间 D.绝大部分时间

8.我感觉容易衰弱和疲乏。

    A.没有或很少 B.有时 C.大部分时间 D.绝大部分时间

9.我觉得心平气和,并且容易安静坐着。

    A.没有或很少 B.有时 C.大部分时间 D.绝大部分时间

10.我觉得心跳很快。

    A.没有或很少 B.有时 C.大部分时间 D.绝大部分时间

11.我因为一阵阵头痛而苦恼。

    A.没有或很少 B.有时 C.大部分时间 D.绝大部分时间

12.我有晕倒发作或觉得要晕倒的感觉。

    A.没有或很少 B.有时 C.大部分时间 D.绝大部分时间

13.我呼气吸气都感到很容易。

　　A.没有或很少　B.有时　C.大部分时间　D.绝大部分时间

14.我的手脚麻木和刺痛。

　　A.没有或很少　B.有时　C.大部分时间　D.绝大部分时间

15.我因为胃痛和消化不良而苦恼。

　　A.没有或很少　B.有时　C.大部分时间　D.绝大部分时间

16.我常常要小便。

　　A.没有或很少　B.有时　C.大部分时间　D.绝大部分时间

17.我的手常常是干燥温暖的。

　　A.没有或很少　B.有时　C.大部分时间　D.绝大部分时间

18.我脸红发热。

　　A.没有或很少　B.有时　C.大部分时间　D.绝大部分时间

19.我容易入睡并且一夜睡得很好。

　　A.没有或很少　B.有时　C.大部分时间　D.绝大部分时间

20.我做噩梦。

　　A.没有或很少　B.有时　C.大部分时间　D.绝大部分时间

　　计分:正向计分题 A、B、C、D 按 1、2、3、4 分计分;反向计分题按 4、3、2、1 分计分。

　　反向计分题号:5、9、13、17、19。

　　评定采用 1~4 分制记分,时间为过去一周内。统计方法是把各题的得分相加为初分,初分乘以 1.25,四舍五入取整数即得到标准分,分值越小越好,临界值为 T,50 分,分值越高,焦虑倾向越明显。其中 50~59 分为轻度焦虑,60~69 分为中度焦虑,70 分及以上为重度焦虑。

参考文献

[1]焦广宇,蒋卓勤.临床营养学.第 3 版.北京:人民卫生出版社,2013.

[2]王宝.短肠综合征的营养治疗及手术治疗分析[J].中国卫生标准管理,2014(22):28~29

[3]顾景范,杜寿玢,郭长江.现代临床营养学.第 2 版.北京:科学出版社,2012.

[4]胡雯,于康,周春凌.医疗膳食学.北京:人民卫生出版社,2017.

[5]杨国旺.大肠癌中医证治.北京:中国中医药出版社,2014.

[6]甘智荣.老百姓家的汤粥面 1688.哈尔滨:黑龙江科学技术出版社,2016.

[7]陈亮恭.居家长期照顾全书.中国台北市:原水文化出版社.2010.

[8]单奕.老年人生活照料.北京:海洋出版社,2015.

[9]朱恩,余宝珠,梁惠梅.动一动百病消.青岛:青岛出版社,2015.

[10]陈孝平,易继林.普通外科疾病诊疗指南.第 3 版.北京:科学出版社,2014.

[11]吴在德.外科学.第 5 版.北京:人民卫生出版社,2000.

[12]喻德洪.结肠造口 136 例临床研究[J].中国肛肠病杂志,1996,16(4):13

[13]喻德洪.肠造口治疗进展.实用外科杂志,1990,10(8):394~395.

[14]万德林,朱建华等.造口康复治疗理论与实践,北京:中国医药科技出版社,2013.

[15]蒋琪霞.伤口护理临床实践指南.南京:东南大学出版社,2004.

[16]徐洪莲,王汉涛.造口周围粪性皮肤炎的治疗.中国普外科基础与临床杂志,2005.1,12(1)

[17]喻德洪.肠造口治疗.北京:人民卫生出版社,2004.

[18]傅传刚、预防性造口在低位直肠癌手术中的应用.中国实用外科杂志,2005.3,25(3):139

[19]袁宝芳.一例回肠襻式造口严重粪性皮肤炎症患者的护理.实用临床医药杂志,2008,4(2)

[20]袁宝芳,徐旭娟,朱建伟.造口皮肤黏膜分离患者的护理、护士进修杂志,2009.4,24(8)

[21]杨波,等.结肠造口并发症的原因及其防治.中国肛肠病杂志,1994,14(2):25

[22]尹伯约,宋淑华.提高人工肛门效能与防治并发症[J].中国实用外科杂志,1999,19(6):332

[23]刘泽敏.结肠造口手术并发症的防治及护理[J].护士进修杂志,1998,13(3):33

[24]张俊娥.结肠造口护理与康复指南.北京:人民卫生出版社,2016.

[25]万德森.造口康复治疗:理论与实践.北京:中国医药科技出版社,2006.

[26]郑美春.回肠造口护理与康复指南.北京:人民卫生出版社,2016.

[27]Hollis Lance Liebman.终极健身百科全书.北京:人民邮电出版社,2015.

[28]李建萍,钱火红,张玲娟.消化内外科护理手册.上海:第二军医大学出版社,2015.

[29]Mark Lauren,Joshua Clark.无器械健身.北京:北京科学技术出版社,2012.9.

[30]马烈光,蒋力生.中医养生学[M].北京:中国中医药出版社.

[31]黄丽春.耳穴治疗学[M].北京:科学技术文献出版社.

[32]石学敏.针灸学[M].北京:中国中医药出版社.

[33]彭刚艺,刘雪琴.临床护理技术规范:基础篇(第二版)[M].广州:广东科技出版社,2013.